医学检验技术与应用

马小星　等◎主编

U0253457

汕頭大學出版社

图书在版编目（CIP）数据

医学检验技术与应用 / 马小星等主编． -- 汕头：
汕头大学出版社，2022.3
ISBN 978-7-5658-4647-2

Ⅰ．①医… Ⅱ．①马… Ⅲ．①医学检验 Ⅳ．
① R446

中国版本图书馆 CIP 数据核字（2022）第 050587 号

医学检验技术与应用

YIXUE JIANYAN JISHU YU YINGYONG

主　　编：马小星　等
责任编辑：郭　炜
责任技编：黄东生
封面设计：孙瑶都
出版发行：汕头大学出版社
　　　　　广东省汕头市大学路 243 号汕头大学校园内　邮政编码：515063
电　　话：0754-82904613
印　　刷：廊坊市海涛印刷有限公司
开　　本：710mm×1000mm　1/16
印　　张：8.25
字　　数：130 千字
版　　次：2022 年 3 月第 1 版
印　　次：2023 年 3 月第 1 次印刷
定　　价：86.00 元
ISBN 978-7-5658-4647-2

医学检验技术与应用

编 委 会

主　编：

马小星　枣庄市皮肤病性病防治院

张道玲　滕州市妇幼保健院

肖明兵　南通大学附属医院

吴昌松　贵州省黔南布依族苗族自治州人民医院

副主编：

刘远兴　广东省梅州市人民医院

侯标疏　呼和浩特市第一医院

韩金良　山东国欣颐养集团淄博医院

前　言

随着医学的发展和科技的进步，医学检验飞速发展，检验技术日新月异。新技术、新方法、新思维、新理念、新的检验项目不断出现，个体化诊断和个体化治疗等技术的新需求也促使医学检验加速发展。鉴于此，为了将临床医师的诊疗实践与医学检验相结合，使临床医师更多地了解医学检验的内涵，合理地选择项目，正确地分析数据，准确地使用检查项目，笔者在参阅大量文献的基础上，结合自身临床经验，编写了本书。

本书整合了现代临床常用检验项目，阐述现代临床检验的基础理论、临床意义等内容，力求反映医学检验现状和趋势，体现医学检验学的基础知识和临床应用。本书结构严谨，内容新颖，专业度高，实用性强。

笔者在繁忙的工作之余，将自身多年的临床工作经验付于笔端，编纂、修改、审订，力求完美。但由于编写时间有限，疏漏之处恐在所难免，若存在欠妥之处，恳请广大读者不吝指正，以待进一步修改完善，不胜感激。

目　录

第一章　检验标本采集

第一节　常规标本采集

一、尿液

第一，应留取新鲜尿，以清晨第一次尿为宜，较浓缩，条件恒定，便于对比。急诊患者可随时留取。

第二，使用一次性小便杯并贴上检验联号。

第三，尿标本应避免经血、白带、精液、粪便等混入。此外，还应注意避免烟灰、糖纸等异物混入。

第四，标本留取后，应及时送检，以免细菌繁殖、细胞溶解等现象发生（一般夏季1 h内、冬季2 h内完成检验）。

第五，尿胆原等化学物质可因光分解或氧化而减弱。

第六，标本不能及时送检时应适当防腐，常用甲醛5 mL/L尿（用于管型和细胞防腐），甲苯5 mL/L尿（用于尿糖、尿蛋白等防腐），或保存于温度设定为4 ℃的冰箱内，6 h内完成检查。

二、粪便

第一，可用不吸水（涂蜡）的纸盒或一次性塑料容器作为留取标本的容器，要求清洁干燥。

第二，标本务求新鲜且不可混入尿液。送检标本量通常为指头大小（约5 g）即可。

第三，标本应选择脓血、黏液等病理成分，并应在 1 h 内完成检验，否则可因 pH 值及消化酶等影响而使粪便中的细胞成分破坏分解。

第四，做隐血试验应嘱患者在收集标本前 3 d 禁食肉类、铁剂及大量绿色蔬菜。

第五，检查蛲虫应于清晨排便前用棉拭子由肛门四周拭取，立即送检。

三、痰液

第一，一般检验收集新鲜痰，患者起床后刷牙、漱口（用 3%过氧化氢及清水漱口 3 次），用力咳出气管深部真正的呼吸道分泌物（勿混入唾液及鼻咽分泌物），盛于洁净容器内。

第二，幼儿痰液收集困难时，可用消毒拭子刺激喉部引起咳嗽反射，用棉拭子采取标本。

四、血液

第一，早晨空腹抽取静脉血标本，适宜做血糖、血脂、肝功能等检验。

第二，血液激素测定标本，可不空腹，但必须在每天上午 8～9 时采取。

第三，用于诊断急性心肌梗死的酶类，如谷草转氨酶（AST）、肌酸激酶（CK）的峰值通常在梗死后 16～24 h；乳酸脱氢酶（LDH）活性需要 30～60 h 方达到高峰，维持 3～6 d。

第四，急性胰腺炎患者一般在发病后 2～12 h 血清淀粉酶开始上升，12～72 h 到高峰，4 d 左右恢复正常。

第五，采取血钾测定标本时，勿用碘酒消毒皮肤，仅用酒精消毒皮肤后采血，因碘酒内碘化钾含量较高，对血清钾结果干扰显著。

第六，盛血用的试管或瓶均应干燥洁净，若需要抗凝血，则应将血液注入有抗凝剂的试管或瓶内，并立即轻轻旋转摇匀，防止凝固。

第七，输液同侧不宜做采血样检验，另一侧要看具体项目及输液成分来决定。例如，静脉滴注葡萄糖时，验血糖要在输液完毕后 2 h 内取血，检验电解质时不宜在输液同侧采样。

第八，采血后应将针头取下，再沿管壁将血液徐徐注入试管内。

第九，采集血液标本时应防止溶血。

五、体液及排泄物

（一）脑脊液

第一，标本送检必须及时，收到标本后应立即检验，久置可致细胞破坏，影响细胞计数及分类检查，并导致葡萄糖分解，使含量降低，病原菌破坏或溶解。

第二，细胞计数管应避免标本凝固，遇高蛋白标本时，可用乙二胺四乙酸（EDTA）钠盐抗凝。

（二）浆膜腔积液

第一，穿刺取得的标本，为防止细胞变性出现凝块或细菌破坏溶解，送检及检查必须及时。

第二，为防止凝固，最好加入 100 g/L EDTA 钠盐抗凝，每 0.1 mL 可抗凝 6 mL 浆膜腔积液，及时完成细胞涂片检查。

（三）精液

第一，用清洁干燥小瓶收集精液，不宜采用避孕套内的精液。

第二，收集精液前应避免性生活 3～7 d，收集精液标本后应在 1 h 内检验，冬季应注意保温。

第三，出现一次异常结果，应隔 1 周后复查，反复查 2～3 次方能得出比较准确的结果。

（四）前列腺液

临床医生行前列腺按摩术后，采集标本于清洁玻片上，立即送检。

（五）阴道分泌物

由临床医师用棉拭子采取子宫颈后穹隆分泌物，可直接涂片，也可置于生理盐水试管内送检，然后涂片镜检。

第二节　细菌培养标本采集

一、一般原则

第一，所用器具必须经过严格的灭菌处理。

第二，采集足量标本以便够用。

第三，尽可能在患者服药前或手术切口局部用药前采集。

第四，标本采集过程中要严格遵守无菌操作原则，采集的部位要准确。

二、标本采集

（一）静脉血

第一，静脉穿刺前要充分消毒皮肤，避免皮肤被细菌污染。

第二，取静脉血 5 mL，以无菌操作法立即注入专用血培养瓶（含 50 mL 培养液），轻轻摇匀后送微生物室。

（二）尿液

第一，中段尿：先用 1 g/L 苯扎溴铵彻底清洗外阴，用无菌试管收集中间一段尿液 1～2 mL。

第二，膀胱导尿：用于昏迷及自然排尿困难者，但导尿易引起逆行细菌感染。

第三，耻骨弓上膀胱穿刺尿：偶用于婴幼儿。

（三）粪便

第一，粪培养的容器必须清洁，量可为胡桃大小（取有黏液或脓液部分）。

第二，疑似霍乱患者的粪便应取液样部分，并立即送检，不能延误。

（四）痰液

痰培养之前，临床医生指导患者配合，清晨时间最好，咳痰前先漱口，以减少口腔唾液的污染。

（五）脑脊液、胸腔积液、腹水及脓液

取脑脊液、胸腔积液、腹水及脓液时，应以无菌操作采取，盛于无菌瓶中，送检量不少于 1 mL。伤口取标本尽量避免皮肤表面细菌的污染，并在脓腔的基底部取样，用无菌注射器抽取或用消毒棉签取样后，立即置于无菌试管内送检。

第三节　特殊项目标本采集

一、血气分析

（一）动脉血取血法

第一，用 2 mL 或 5 mL 消毒注射器，按无菌操作抽取肝素（1 mL＝1000 U，用生理盐水配置）0.2 mL，然后将肝素来回抽动，使针管全部湿润，将多余肝素全部排出。

第二，皮肤消毒后，穿刺股动脉、肱动脉或桡动脉，取 2 mL 动脉血，不能有气泡。抽出后用小橡皮封针头，隔绝空气。将注射器放在手中，双手来回搓动，确保抗凝剂与动脉血充分混匀，立即送检。

第三，填写申请单时要求写出诊断、抽血时的体温和血红蛋白量，是否用氧及其流量，以便分析。

第四，如不能及时送检，应放在冰水中保存（勿用冰块，以免细胞破坏而溶血），但放置时间最长不超过 2 h。

（二）毛细血管血采取法

第一，采血部位常为耳垂或手指，婴儿取足跟或大趾，局部先用热毛巾敷或轻轻按摩，使毛细血管血充分动脉化。

第二，在毛细管一端装上塑料帽（红色）。将小铁针插入毛细管并让它滑到有塑料帽的一端。

第三，将采血部位消毒，然后穿刺皮肤，以使血液自然流出为宜，把毛细管插入血滴中部采血，以防空气进入毛细玻璃管。

第四，套紧毛细管塑料帽，然后在毛细管的另一端套上塑料帽。

第五，用磁铁在玻璃管外来回移动，使玻璃管内铁针来回移动 20 次，达到血液与肝素混合的目的。

第六，如不能及时送检，标本可水平位贮放在冰水中（不能超过 2 h）。

二、血液强度检测

第一，由于生理活动昼夜节律和饮食对血细胞比容、血浆蛋白成分、血浆黏度和血液强度都有影响，采取血标本的时间和其与饮食的关系应当注意。一般前一天晚上素食，检测当天空腹，早晨 8 时采血。

第二，采血时肘前静脉抽血，止血带压迫的时间应尽可能缩短，针头插入后，应在止血带松开 5 s 后开始采血，抽血时用力不宜过猛。

第三，抗凝剂以用肝素（10～20 U/mL 血）或乙二胺四乙酸二钠（EDTA·2Na）（1.5/L 血）为宜，为防止对血液的稀释作用，应采用固体抗凝剂。

三、骨髓穿刺及涂片要求

第一，穿刺部位首选髂后上棘，次选髂前上棘、胸骨。

第二，采取骨髓液时，应严格遵守无菌技术，抽取动作要缓慢，吸取骨髓量勿超过 0.3 mL，以免混入稀释，使所吸标本不能代表骨髓。

第三，玻片要求清洁，涂片薄而均匀，应涂片 10 张左右，并同时制备 2 张外周血片用于对照。

第四，如需要同时做细菌培养和病理检查，应先吸少量骨髓液做涂片，再吸取所需骨髓液和骨髓组织。

第四节　标本采集的质量保证

一、饮食因素对检验结果的影响

　　大多数生化检查均要求空腹采血，禁食 12 h，或者晚餐后次日早上采血。因为饮食可使血液的某些化学成分改变，影响测定结果。例如：高脂肪饮食后甘油三酯测定可高达空腹时的 10 倍；高糖饮食后血糖可迅速升高，3 h 后才恢复正常。但是过度空腹导致的饥饿，会使血液或器官中的某些成分分解、释放，又可导致某些检验结果异常。例如：血糖、转铁蛋白、补体 C3 等可因空腹时间过长而降低；甘油三酯、游离脂肪酸反而升高；血清总蛋白、白蛋白和球蛋白的比值、胆固醇等在空腹前空腹后测定无改变。因此，应注意区分选择性送检。

　　食物可影响某些检验项目的测定结果。例如：咖啡、茶、巧克力、香蕉等食物可影响儿茶酚胺的测定；高蛋白饮食，尤其是进食动物肝脏、肾及贝类等富含嘌呤的食物可使血尿酸增加；进食动物血食品可使隐血试验假阳性；饮酒可使乳酸、尿酸盐等增加，长期饮酒还可使高密度脂蛋白、胆固醇等增高。上述种种情况说明，为保证检验质量的可靠性，在进行检验前，患者对食物要有一定的控制。

二、药物因素对检验结果的影响

　　很多药物对检验结果也有干扰作用。据报道，有 15000 多种药物会影响检验结果。药物主要通过改变某些物质在体内的代谢作用和干扰测定过程中的化学反应，使检验结果升高或降低。例如：服用阿司匹林可以增加葡萄糖的吸收、释放类固醇并抑制三羧酸循环，从而使血糖升高；而输液补钾时，氯化物可将糖由细胞外带到细胞内，造成血清糖测定结果降低。所以临床医师应充分了解各种药物对有关检验项目测定结果的影响，同时还要告知患者为了测定某个项目的检验结果时，需要在一段时间内停服某一药物。

三、运动因素对检验结果的影响

运动也能影响很多检验项目的测定结果，如运动后血糖、乳酸、丙氨酸等均可升高，同时，与肌肉有关的血清酶，如 CK、LDH、谷丙转氨酶（GPT）、AST 在运动后测定均有不同程度的升高，有人做过实验，其中最明显的是 CK 和谷丙转氨酶（ALT），而且恢复较慢，停止运动 1 h 后测定，其结果可升高 50%。

四、采集标本时体位对检验结果的影响

由于人体体位姿势改变会影响血液循环，某些生理现象也会发生变化，这都会影响检验结果。比如，血浆与组织液因体位不同导致平衡改变，血液与组织液中的某些成分也会随之发生变化，这会导致某些测定结果发生改变；再比如，卧位改为站位时测定血清总蛋白、胆固醇、血清铁、ALT、碱性磷酸酶（ALP）等有 5%～15%的不同程度的改变。有的检验项目采血部位不同，检验结果也有较大的差别，有人做过试验，为白细胞计数取微量血时，耳垂采血较手指采血高 30%。因此，应建立各个检验项目的参考值，采集血标本应规范一种姿势。

五、止血带压迫对检验结果的影响

止血带压迫使局部血管扩张、淤血，激活血液中的某些物质，引起某些检验项目测定结果升高或降低。如在进行凝血酶原时间测定时，血管受压迫会使局部血液回流受阻，从而造成局部缺氧，甚至毛细血管损伤，凝血启动因子激活后，凝血过程形成，会消耗一些凝血因子，从而使测定结果偏低；在测定其他一些化学成分时，血管被压迫处的组织液从扩张血管处漏出，会影响被测定成分的含量，且影响的程度随着止血带压迫的时间增加而上升。所以抽血时应尽量缩短止血带压迫时间，最好不用止血带。

六、标本采集的时间对检验结果的影响

机体血液的某些成分在一天内可发生周期性的变化，且有的变化较大，

如白细胞计数上、下午之间可有成倍变化，一般上午低，下午高。其他化学成分也会有所影响，如胆红素、血清铁上午检验的结果较其他时间段偏高，血清钙中午检验结果低，生长激素夜里检验结果高、白天低。在一般情况下，为减少由采血时间不同而引起的测定误差，要求每次检测最好在一天中的同一时间内进行。

七、抗凝剂对检验结果的影响

检验的标本根据检验项目的要求不同，有需要抗凝和不需要抗凝两种。需要抗凝的预先加入抗凝剂。常用的抗凝剂有柠檬酸盐、草酸盐、EDTA、肝素等，抗凝剂的使用要根据检验的项目进行选择，否则将影响测定结果。例如，含有钾、钠的抗凝剂（草酸钾、草酸钠、柠檬酸钾、柠檬酸钠等）不能用作测定血钾或血钠的抗凝剂，因为草酸盐、氮化钠等抗凝剂具有酶的活性或有抑制酶的活性作用，如草酸盐有抑制淀粉酶、乳酸脱氢酶、酸性磷酸酶的作用，氮化钠有激活脲酶和抑制乳酸脱氢酶的作用，故不宜用于酶活性或某些项目酶法的测定。

八、溶血标本对检验结果的影响

血液中的很多化学成分在细胞内和细胞外含量是不同的，如红细胞内的钾含量是血清（浆）的 20 倍，红细胞内的乳酸脱氢酶含量是血清的 200 倍。标本溶血后对检验结果的影响较大，细胞内含量高的物质进入血清后会造成测定结果偏高，细胞内含量低的物质进入血清后，血清被稀释，使测定结果偏低。

第二章　白细胞检验

第一节　白细胞检验

血液循环中的白细胞包括中性粒细胞、嗜酸性粒细胞、嗜碱性粒细胞、淋巴细胞、单核细胞五种。

一、中性粒细胞

中性粒细胞来源于骨髓造血干细胞。根据功能和形态特点，粒细胞的成熟过程分为干细胞池、生长成熟池和功能池三个阶段。前两个阶段在骨髓中增殖分化，后一个阶段是指成熟的粒细胞在血液或组织中发挥作用的阶段。干细胞池的粒细胞形态目前尚未阐明。生长成熟池中的粒细胞已经可以从细胞形态上加以辨认。一个原粒细胞经 3～5 次分裂后进入早幼粒细胞阶段，最后可增殖为 8～32 个中幼粒细胞。中幼粒细胞再经晚幼粒细胞阶段后成为成熟的分叶核粒细胞，晚幼粒细胞和成熟粒细胞不再有细胞分裂功能。成熟后的分叶核粒细胞并不立即释放至外周血中，而是在骨髓贮存池中停留 3～5 d（贮备池中的粒细胞数量可为外周血中的 5～20 倍），然后释放至外周血，进入功能池。进入外周血的粒细胞约半数随着血液循环运行（循环池），其余则附着于小静脉或毛细血管管壁上（边缘池）。循环池和边缘池的粒细胞经常随机交换，形成动态平衡。中性粒细胞停留时间为 10～12 h，半衰期 6～7 h，平均 6.3 h。然后在毛血管丰富的脏器，如肺、肝、脾、消化道等以随机方式逸出血管壁进入组织（组织粒细胞池）。组织中的粒细胞约是血管内的 20 倍。进入组织的粒细胞不再返回血液循环，在组织中的生存期为 1～3

d。衰老死亡的中性粒细胞主要在单核巨噬细胞系统被破坏，少数通过唾液、痰液、消化道、泌尿生殖道排出。从外周血中消亡的中性粒细胞则由骨髓贮存池中的成熟粒细胞释放加以补充，维持循环血液中细胞数量的相对恒定。正常情况下，每小时约有10%的粒细胞进行更新。中性粒细胞具有趋化、变形、黏附、吞噬和杀菌等多种功能，在机体防御和抵抗病原菌侵袭过程中起着重要作用。能趋化中性粒细胞的物质有C3a、C5a、C567、细菌释放的代谢产物、病毒感染的细胞或坏死组织的分解产物等。当病原菌感染时，成熟的中性粒细胞在趋化因子的作用下，以手镜形移动方式趋向炎性病灶区。与病原菌接触后，中性粒细胞的胞膜向内陷入，病原菌逐渐陷进细胞内，形成吞噬体。吞噬体与粒细胞胞浆中的溶酶体颗粒接触后相互融合，溶酶体释放酶类物质和蛋白质，起到杀死病原菌的作用。

二、嗜酸性粒细胞

嗜酸性粒细胞的增殖和成熟过程与中性粒细胞相似。但成熟的嗜酸性粒细胞在外周血中很少，绝对值不超过 $0.5×10^9$/L（500 个/mm³），约占白细胞总数的1%，大部分存在于骨髓和组织中。嗜酸性粒细胞与免疫系统之间有着密切的关系，它可以吞噬多种物质，如酵母细胞壁、带有抗体的红细胞、抗原抗体复合物、细菌等。异物被吞噬后，会被嗜酸性颗粒中的过氧化物酶氧化分解。嗜酸性粒细胞的趋化因子主要有C3a、C5a、C567、免疫复合物、寄生虫、某些细菌、肿瘤细胞，以及从肥大细胞或嗜碱性粒细胞来的组胺等，其中C5a最为重要。

三、嗜碱性粒细胞

嗜碱性粒细胞不足白细胞总数的1%。它也是由骨髓干细胞所产生的，主要生理功能是参与超敏反应。嗜碱性粒细胞表面有免疫球蛋白E（IgE）的Fc受体，与IgE结合后即被致敏，再受相应抗原攻击时即引起颗粒释放反应。嗜碱性颗粒中含有多种活性物质，如组胺、肝素、慢反应物质、嗜酸性粒细胞趋化因子、血小板活化因子等。组胺能使小动脉和毛细血管扩张并增加其通透性，它反应快且作用时间短，故又称为快反应物质；肝素具有抗凝作用；

慢反应物质与前列腺素有关，它可以改变血管的通透性，并使平滑肌收缩，特别是使支气管和细支气管的平滑肌收缩，从而引起支气管哮喘发作；嗜酸性粒细胞趋化因子对嗜酸性粒细胞起正向趋化作用；血小板活化因子能使血小板释放 5—羟色胺。嗜碱性粒细胞对各种血清因子、细菌、补体和激肽释放酶等物质有趋化作用。

四、淋巴细胞

淋巴细胞在人体中分布较广，成人的淋巴细胞总量约占体重的 1.5%。淋巴细胞因发育和成熟的途径不同，可分为胸腺依赖淋巴细胞（T 细胞）和骨髓依赖淋巴细胞（B 细胞）两种类型。T 细胞的前体细胞依赖胸腺发育为有功能活性的 T 细胞，参与细胞免疫功能。T 细胞占血液中淋巴细胞的 50%～70%，寿命较长，可存活数月，甚至数年。T 细胞主要参加淋巴细胞的再循环，再循环活动具有加强免疫反应、散布记忆细胞、充实淋巴组织、使进入体内的抗原与抗原反应细胞广泛接触等作用。B 细胞的前体细胞则是通过骨髓（胎儿期是在肝）发育为 B 细胞，参与体液免疫功能。B 细胞占血液中淋巴细胞的 15%～30%，寿命较短，仅存活 4～5 d。B 细胞经抗原激活后转化为浆细胞前体。浆细胞在形态上与淋巴细胞不同，属 B 细胞分化来的终末细胞，在体液免疫中发挥重要作用。另外，还有非 T 非 B 细胞，即杀伤细胞（K 细胞）和自然杀伤细胞（NK 细胞），它们分别执行着不同的功能。

五、单核细胞

单核细胞与中性粒细胞有共同的前体细胞，即粒细胞单核细胞集落生成单位（CFU-GM）。有人认为 CFU-GM 在低水平的集落刺激因子影响下，向单核细胞系分化，经原单核细胞、幼单核细胞阶段发育为成熟的单核细胞而进入血液。成熟的单核细胞在血液中仅逗留 1～3 d 即逸出血管进入组织或体腔内，转变为巨噬细胞，形成单核巨噬细胞系统。血液中的单核细胞在功能上还不成熟。进入组织转变为巨噬细胞，其功能才完全趋于成熟。巨噬细胞体积增大，细胞表面微绒毛增多，有免疫球蛋白的 Fc 受体，胞浆中颗粒和线粒体数目增多，这些颗粒大部分是溶酶体。吞噬细胞的吞噬功能很强，能活跃地吞噬经过调理作用的生物体（如细菌），这是单核巨噬细胞系统的主要功能。

第二节　白细胞检验的基本方法

一、白细胞功能检验

（一）墨汁吞噬试验

1．原理

血液中的中性粒细胞及单核细胞对细菌、异物等均具有吞噬作用。在一定量的肝素抗凝血中，加入一定量的墨汁，经 37 ℃温育 4 h，涂片染色镜下观察吞噬细胞对墨汁的吞噬情况，并计算吞噬率及吞噬指数。

2．参考值

成熟中性粒细胞吞噬率为 74%±15%，吞噬指数为 126±60；成熟单核细胞吞噬率为 95%±5%，吞噬指数为 313±86。

3．临床评价

粒细胞的吞噬功能仅限于成熟阶段，单核细胞的幼稚型和成熟型都具有吞噬能力。急性原始单核细胞白血病 M5a 为弱阳性，M5b 吞噬指数明显增高。急性粒细胞白血病（M2）、急性淋巴细胞白血病和急性早幼粒细胞白血病的原始及幼稚细胞多无吞噬能力，吞噬试验为阴性。急性粒—单核细胞白血病呈阳性反应，对鉴别有一定价值。慢性粒细胞白血病的成熟中性粒细胞吞噬能力明显降低。

（二）白细胞吞噬功能试验

1．原理

分离白细胞悬液，将待测的吞噬细胞与某种可被吞噬而又易于查见计数的颗粒物质（如葡萄球菌）混合，温育一定时间后，细菌可被中性粒细胞吞噬，可在镜下观察中性粒细胞吞噬细菌的情况，吞噬率和吞噬指数可反映吞噬细胞的吞噬功能。

2．参考值

吞噬率（%）＝吞噬细菌的细胞数/200（中性粒细胞）×100%，正常人为62.8%±1.4%；吞噬指数＝200个中性粒细胞吞噬细胞总数/200（中性粒细胞），正常人为1.06±0.05。

3．临床评价

吞噬细胞分为大吞噬细胞和小吞噬细胞两大类。前者包括组织中的巨噬细胞和血液循环中的大单核细胞，后者主要是中性粒细胞。本试验可了解中性粒细胞的吞噬功能。比如，吞噬率和吞噬指数增高，反映中性粒细胞吞噬异物功能的增强，常见于细菌性感染。对疑有中性粒细胞吞噬功能低下者，有帮助确诊的价值。

（三）血清溶菌酶活性试验

1．原理

溶菌酶能水解革兰氏阳性球菌细胞壁的乙酰氨基多糖成分，使细胞失去细胞壁而破裂。采用对溶菌酶较敏感的微球菌悬液作为作用底物，可以根据微球菌的溶解程度来检测血清或尿中溶菌酶的活性。

2．参考值

血清5～15 mg/L，尿0～2 mg/L（比浊法）。

3．临床评价

在人体血清中的溶菌酶，主要来自血中的单核细胞和粒细胞，其中单核细胞含量最多。在中性粒细胞中，从中幼粒细胞到成熟粒细胞可随细胞的成熟程度而增高。嗜酸性粒细胞除中幼阶段外均无此酶活性。淋巴细胞中则含量极低。血清和血浆中的溶菌酶大部分由破碎的白细胞所释放。血清溶菌酶含量增高，常见于部分急性髓系白血病。急性单核细胞白血病（简称"急单"）的血清溶菌酶含量明显增高，成熟单核细胞溶菌酶的含量很多，因而在周围血中成熟单核细胞的多少，会直接影响血清溶菌酶的测定值。一般认为急单血清溶菌酶增高，是患者的单核细胞不能转移到组织内或溶菌酶迅速从单核细胞释放入血的结果。尿溶菌酶含量也增高，故尿溶菌酶阴性可排除急单的诊断。急性粒－单核细胞白血病血清溶菌酶含量也有明显增高，其增高程度与白细胞总数有关。在治疗前其含量明显高，表示细胞分化程度较好，预后亦较好。急性粒细胞白血病的血清溶菌酶的含量可正常或增高，临床意义与急性粒-单核细胞白血病相似。急性粒细胞白血病和急性单核细胞白血病都是在治疗中病情缓解，白细胞减少时，血清溶菌酶含量也同时下降，但在复发时上升。急性淋巴细胞白血病多数血清溶菌酶含量减低，少数正常。慢性粒细胞白血病血清溶菌酶含量正常，但急变时下降。

（四）硝基四氮唑蓝还原试验

1. 原理

硝基四氮唑蓝（NBT）是一种染料，在水溶状态下呈淡黄色。当被吞入或掺入中性粒细胞后，有产生过氧化物酶的作用，可接受葡萄糖中间代谢产物葡萄糖-6-磷酸在磷酸己糖旁路途径代谢中还原型烟酰胺腺嘌呤二核苷酸磷酸（NADPH）氧化脱下的氢，而被还原成非水溶性的蓝黑色甲臜颗粒，呈点状或片状沉着在脑浆内有酶活性的部位，可在显微镜下观察并计数阳性细胞百分比。

2. 参考值

正常成人的阳性细胞数在 10% 以下。若有 10% 以上中性粒细胞能还原 NBT，即为 NBT 还原试验阳性，低于 10% 则为阴性。

3. 临床评价

用于中性粒细胞吞噬杀菌功能异常的过筛鉴别和辅助诊断儿童慢性肉芽肿病（CGD）、葡萄糖-6-磷酸脱氢酶（G6PD）缺乏症、髓过氧化物酶缺乏症和高免疫球蛋白 E 综合征。NBT 还原试验阳性，如在涂片中能查出几个出现甲臜沉淀的中性粒细胞，即可排除 CGD，故本试验可用于这些疾病的过筛鉴别和辅助诊断。假如在涂片中未查出有甲臜沉淀的中性粒细胞而又不能确定是 CGD，可做细菌内毒素激发试验进行诊断。方法如下：将 10 g 大肠杆菌内毒素溶于 50 mL 生理盐水，取 0.05 mL 该溶液与 0.5 mL 肝素抗凝血（每毫升血中 12.5 单位肝素）在试管内混匀，盖住管口放置在室温环境下 15 min 后，按前述方法进行 NBT 还原试验。若 NBT 还原阳性细胞超过 29%，即可否定 CGD；若仍在 10% 以下，即可诊断为中性粒细胞吞噬杀菌功能异常。用于细菌感染的鉴别。全身性细菌感染时，患者的 NBT 还原阳性细胞在 10% 以上，而病毒感染或其他原因发热的患者则在 10% 以下。但若细菌感染而无内毒素等激发白细胞还原 NBT 的物质入血时，也可在 10%以下。

（五）白细胞趋化性试验

1．原理

在微孔滤膜的一侧放入粒细胞，另一侧放入趋化因子（细菌毒素、补体 C3a、淋巴因子等），检测离体粒细胞潜过滤膜到达趋化因子这一侧定向移动的能力。

2．参考值

趋化指数 3.0～3.5。

3．临床评价

趋化性是粒细胞到达炎症局部所必需的。本试验是观察粒细胞向感染灶运动能力的一项重要检测方法。趋化功能异常可见于威斯科特－奥尔德里奇综合征、幼年型牙周炎、糖尿病、烧伤、新生儿、慢性皮肤黏膜念珠菌病、高免疫球蛋白 E 综合征、先天性鱼鳞病、膜糖蛋白（相对分子质量 11000）缺陷症、肌动蛋白功能不全症、白细胞异常色素减退综合征。

（六）吞噬细胞吞噬功能试验

1．原理

活体巨噬细胞、单核细胞在体内外均有吞噬细菌、异物的功能，在体外将细胞与异体细胞或细菌混合孵育后，染色观测其吞噬异体细胞或细菌的数量，可了解其吞噬功能。利用中药斑蝥在人的前臂皮肤上发疱，造成非感染性炎症，诱使单核细胞游出血管，大量聚集于疱液内，抽取疱液成为天然提纯的吞噬细胞悬液。以鸡红细胞为靶细胞，在体外 37 ℃条件下观察吞噬细胞对鸡红细胞的吞噬消化活性，取试管内的细胞进行涂片染色和镜检并计算吞噬百分率和吞噬指数。

2．参考值

吞噬百分率为（62.77±1.38）%，吞噬指数为 1.058±0.049。

3．临床评价

吞噬细胞是机体单核吞噬细胞系统的重要组成部分，而单核吞噬细胞系统与肿瘤的发生发展有密切关系，因为吞噬细胞在组织中含量多，分布广，移动力强且能识别肿瘤细胞，所以吞噬细胞在机体免疫监视系统中发挥主要作用。吞噬细胞功能检测对基础理论研究和临床治疗都有重要意义，此法可测定吞噬细胞的非特异性吞噬功能。吞噬细胞吞噬功能低下主要见于各种恶性肿瘤，吞噬率常低于 45%，手术切除好转后可以上升，故可作为肿瘤患者化学治疗、放射治疗、免疫治疗疗效的参考指标。一些免疫功能低下的患者，吞噬率降低，可作为预测感染发生的概率，并观测疗效、判断预后的指标。

二、白细胞代谢及其产物检验

（一）末端脱氧核苷酸转移酶检测

1. 酶标免疫细胞化学显示法

（1）原理：末端脱氧核苷酸转移酶（TdT）是一种 DNA 聚合酶，它不需要模板的指导，就可以催化细胞的脱氧核苷酸，使其转移到低聚核苷酸或多聚核苷酸的 3'-OH 端，合成单链 DNA。兔抗牛 TdT 抗体能和人细胞的 TdT 产生交叉反应，可采用免疫荧光技术或酶标免疫细胞化学技术，用辣根过氧化物酶—抗酶复合物在细胞涂片上定位，显示细胞内的 TdT。

（2）结果：阳性反应为棕黄色颗粒，定位在细胞核上。TdT 为早期 T 淋巴细胞的标志，在正常情况下不成熟的胸腺淋巴细胞出现阳性反应，正常人外周血细胞中极少或无活性。

（3）临床评价：95%以上急性淋巴细胞白血病和大约 30%慢性粒细胞白血病中急性淋巴细胞白血病患者外周血细胞有明显的 TdT 活力，病情缓解后阳性率逐渐减弱。在急性淋巴细胞白血病中，由于细胞表面标志不同，TdT 活性也有变化，T 淋巴母细胞白血病（T-ALL）、早 B 前体-ALL 细胞的阳性率很高，B 淋巴母细胞白血病（B-ALL）细胞阴性。当外周血中此酶活性升高，就预示着血细胞的恶性变。因此，TdT 的测定对急性白血病的鉴别和治疗都有一定意义。

2. 同位素检测法

（1）原理：以 ^3H 或 ^{14}C 标记的脱氧核苷三磷酸等的 dXTP 为基质，用低聚脱氧核苷（dA）等人工同聚物作为引物，酶反应与引物重合，使基质不溶于三氯乙酸，可用玻璃纤维盘将其吸附，从未被放射性核素标记的反应基质中分离出反应的生成物，计测放射活性。除去不加引物所测定的内源性反应所引起的活性之后，可测算酶的活性。

（2）参考值：正常人骨髓细胞的活性为 dGTP 掺入 1×10^8 个细胞的量为（0～0.09）mmol/L。

（3）临床评价：急性淋巴细胞白血病（B-ALL 除外）可检出较高的 TdT 活性，慢性粒细胞白血病急性变时，约有 1/3 的病例在原始细胞中能检出高活性的 TdT。恶性淋巴瘤中，原始淋巴细胞性淋巴瘤的淋巴结细胞中能检出高活性的 TdT。此酶检测在研究造血细胞的分化与白血病的关系、白血病细胞的起源、白血病的治疗药物选择上都有比较重要的价值。

（二）N-碱性磷酸酶检测

1. 原理

用 P-硝基酚磷酸盐（P-NPP）作为细胞碱性磷酸酶（ALP）总活性检测的基质，在反应中生成 P-硝基酚，测量 400 nm 时的吸光密度，借以检测出细胞 APase 的总活性。此外，可通过 CASP 作为基质来测定 N-碱性磷酸酶（N-ALP）的活性。通过酶反应生成巯乙胺，这是用二硝基苯（DNTB）置换 5-硫-硝基酚酸；检测 412 nm 的吸光密度，借以检测 N-ALP 的总活性。在基质液中加入用 N-丁醇：水（1:3）的混合液提取的粗酶液，室温下放置 60 min，记录酶反应，求出酶反应的速度。一般情况下，N-ALP 的 P-NPP 与 CASP 的水解速度之比（$V_{\text{P-NPP}}/V_{\text{CASP}}$）在 1.1～2.0 的范围内，平均为 1.8。因此，N-ALP 的活性可用 $V_{\text{P-NPP}}-1.8V_{\text{CASP}}$ 求出，再通过（$V_{\text{P-NPP}}-1.8V_{\text{CASP}}$）$V_{\text{P-NPP}}$ 计算 N-ALP 的百分率。

2. 参考值

正常人的粒细胞、淋巴细胞中不能检出 N-ALP 的活性。

3. 临床评价

在急性粒细胞白血病及慢性粒细胞白血病慢性期、慢性粒细胞白血病急变的原粒细胞中，均不能检出 N-ALP。但在急性淋巴细胞白血病和慢性粒细胞白血病急淋变时，原始淋巴细胞能检出 N-ALP，且不但在非 T-ALL、非 B-ALL 的幼稚细胞中，就是在 T-ALL 及具有 B 细胞标记物的原始细胞中亦可检出。因此，认为此酶是从未成熟的白血病性原始淋巴细胞向 T 细胞、B 细胞分化过程中，未成熟的淋巴系统的细胞标志酶。此外，在鼻咽癌、喉癌等被认为是病毒感染的肿瘤细胞中，以及与 EB 病毒（Epstein-barr Virus，EBv）有关的传染性单核细胞增多症、伯基特淋巴瘤等中，均可检出此酶。

（三）酸性α－萘酚醋酸酯酶检测

1. 原理

血细胞中的酸性α－萘酚醋酸酯酶（ANAE），在弱酸性（pH 值 5.8）条件下能将基质液中的α－醋酸萘酯水解，产生α－萘酚。产生的α－萘酚再与六偶氮副品红偶联形成不溶性暗红色偶氮副品红萘酚沉淀，定位于胞质内酶活性处，呈现单一的或散在的红色点块状或颗粒状。

2. 结果

ANAE 主要分布在 T 细胞和单核细胞内，粒细胞、B 细胞、红细胞系、巨核细胞和血小板中含量较少。T 细胞为 ANAE 阳性细胞，胞质内有大小不等、数量不一的紫红色颗粒或斑块；B 细胞为 ANAE 阴性细胞，胞质呈黄绿色，胞质内无红色斑块；单核细胞为 ANAE 阳性细胞，其胞质内有细小红褐色颗粒斑块。

3. 临床评价

有助于区分 T 细胞和 B 细胞，ANAE 染色在 T 细胞胞质中呈现点状颗粒或大块局限阳性反应，B 细胞大多数为阴性反应，偶见稀疏弥散细小颗粒。鉴别急性白血病类型：急性 T 细胞白血病细胞为点状或块状阳性，局限分布；急性粒细胞白血病细胞 ANAE 染色大部分呈阴性或弱阳性反应，颗粒增多的早幼粒白血病细胞阳性反应较强，为弥散性分布；急单呈强阳性反应，胞质为均匀一致的弥散样淡红色或深红色，无点状颗粒。

三、白细胞动力学检验

（一）氚标记脱氧胸苷测定

1. 原理

分离的粒细胞在培养过程中加入植物凝集素（PHA）或特异性抗原刺激后，进入有丝分裂期，此时加入 ^{3}H-TdR，可被细胞摄入参与 DNA 合成，其掺入量与 DNA 合成的量及增殖细胞数成正比，用液体闪烁计数器测定 ^{3}H-TdR 的掺入量，即可判定粒细胞的增殖水平。

2. 参考值

刺激指数（SI）＜2。

3．临床评价

在正常情况下，体内粒细胞在增殖池（骨髓）、循环池（血液）及边缘池（组织）之间处于平衡状态，末梢血中成熟粒细胞数为（2.5～5.5）×10^9/L。在罹患血液病等病理情况下，这种平衡状态受到不同程度的破坏，即可能出现异常。研究白血病细胞动力学时给急性白血病患者连续静脉输入 ^{3}H-TdR，8～10 d 后观察到仍有 8%～10% 的白血病细胞未被标记，这一部分白血病细胞增殖相当缓慢，说明白血病细胞是一群非同步化增殖的细胞。

（二）泼尼松刺激试验

1．原理

正常时骨髓中粒细胞储备量为外周血中的 10～15 倍，泼尼松具有刺激骨髓中性粒细胞由储备池向外周血释放的功能。如果受检者骨髓的粒细胞储备池正常，服用泼尼松后经过一定时间，储备池大量释放中性粒细胞至血流，使外周血中性粒细胞的绝对值明显增高。反之，则无此作用或作用不明显。可间接测定骨髓粒细胞储备池的储备功能。

2．参考值

服药后中性粒细胞最高绝对值＞20×10^9/L（服药后 5 h 为中性粒细胞上升到高峰的时间）。

3．临床评价

泼尼松刺激试验可反映骨髓中性粒细胞储备池的容量。中性粒细胞减少患者，如服用泼尼松后外周血中性粒细胞最高绝对值＞20×10^9/L，表明患者中性粒细胞储备池正常，粒细胞减少可能是骨髓释放障碍或其他因素所致。这对于某些骨髓受损引起粒细胞减少的轻微病例有一定参考及诊断价值。反之，则反映储备不足。

（三）肾上腺素激发试验

1．原理

白细胞（主要是指中性粒细胞）进入血流后，约半数进入循环池，半数黏附于血管壁成为边缘池的组成成分。此部分白细胞在外周血白细胞计数中不能得到反映。注射肾上腺素后血管收缩，黏附于血管壁上的白细胞脱落，从边缘池进入循环池，致外周血白细胞数增高，其作用持续时间为 20～30 min。

分别在注射前和注射后 20 min 取血，计数中性粒细胞数。

2．参考值

粒细胞上升值一般低于（1.5～2）×10^9/L。

3．临床意义

白细胞减少者，注射肾上腺素后，如外周血白细胞能较注射前增加 1 倍以上或粒细胞上升值超过（1.5～2）×10^9/L，表示患者白细胞在血管壁黏附增多，提示患者粒细胞分布异常，即边缘池粒细胞增多，如无脾大，可考虑为"假性"粒细胞减少。如果增高低于上述值，则应进行其他检查，进一步确定白细胞减少的病因。

（四）二异丙基氟磷酸盐标记测定

1．原理

二异丙基氟磷酸盐标记（DF^{32}P）是利用含有放射性磷的二异丙基氟磷酸作为胆碱酯酶的抑制剂，与细胞上的胆碱酯酶结合，即使细胞崩解，也不再与其他细胞相结合，故对测定血液循环中细胞池的大小及滞留的时间均非常方便。用于粒细胞动力学研究时，一旦采血制成离体标记物后，即做静脉注射。经过一段时间再次采血。分离粒细胞，通过追踪观察其放射活性的变化，可测知外周血中有关粒细胞池的参数。

2．参考值

粒细胞总数的测定：标记粒细胞半衰期（$T_{1/2}$）为 4～10 h；血中滞留时间为 10～14 h；全血粒细胞池（TBGP）为（35～70）×10^7/kg；循环粒细胞池（CGP）为（20～30）×10^7/kg；边缘粒细胞池（MGP）为（15～40）×10^7/kg；粒细胞周转率（GTR）为（60～160）×10^7/（kg·d）。

单核细胞总数的测定：标记单核细胞半衰期为 4.5～10.0 h；全血单核细胞池（TBMP）为（3.9～12.7）×10^7/kg；循环单核细胞池（CMP）为（1.0～2.7）×10^7/kg；边缘单核细胞池（MMP）为（2.4～11.7）×10^7/kg；单核细胞周转率（MTR）为（7.2～33.6）×10^7/（kg·d）。

3．临床评价

在慢性白血病、真性红细胞增多症和骨髓纤维化时，TBGP 及 GTR 显著增加，粒细胞半衰期明显延长，急性粒细胞白血病时有轻微的延长，而再生障碍性贫血时各指数测定值均偏低。流式细胞仪检测 DNA 合成及含量：流式细胞仪（FCM）是对单细胞快速定量分析和分选的新技术。当被测细胞被制成单细胞悬液，经特异性荧光染料染色后加入样品管中，在气体压力推动下，流经 100 μm 的孔道时，细胞排成单列，逐个匀速通过激光束，被荧光染料染色的细胞受到强烈的激光照射后发出荧光，同时产生散射光。荧光被转化为电子信息，在多道脉冲高度分析仪的荧光屏上以一维组方图或二维点阵图及数据表或三维图形显示，计算机快速而准确地将所测数据计算出来，结合多参数分析，从而实现细胞的定量分析。

（五）DNA 合成的检测

1．原理

与氚－胸腺嘧啶标记法的原理一样，用 5－溴脱氧尿嘧啶（5-BrdU）掺入 S 期细胞的 DNA，然后用抗 5-BrdU 抗原的特异性抗体，通过免疫荧光技术，用 FCM 准确测定 DNA 合成速率。

2．结果

快速提供有关细胞周期各时相分布的动态参数，间接了解 DNA 的合成情况。

3．临床评价

可直接用于白血病患者体内细胞增殖的动态研究，据此按化学治疗药物对细胞动力学的干扰理论设计最佳治疗方案，静止期（G0 期）肿瘤细胞对化疗不敏感，而增殖期（SG2M 期）敏感，可将 G0 期细胞分化诱导进入 SG2M 期，再予以细胞杀伤药物，以达到最佳杀伤肿瘤细胞的效果。

（六）DNA 含量的检测

1．原理

碘化丙啶（PI）荧光染料可嵌入双链 DNA 和 RNA 的碱基对中与之结合。用 PI 染 DNA 后能在指定波长的光波激发下产生红色荧光，利用 FCM 可将细胞按不同的荧光强度，即 DNA 含量分类并绘出 DNA 直方图。细胞在增殖周期的不同阶段，其 DNA 含量是不同的，从 DNA 直方图中可以得出细胞周期不同阶段的细胞百分数。

2．结果

细胞 DNA 含量。V1 细胞中的 DNA 含量用 DNA 指数（DI）来表示。

根据 DI 值来判断细胞 DNA 倍体的方法：以正常同源组织细胞作为样品

2cDNA 含量细胞的内参标准。DNA 倍体的判断标准为 DI＝0.1±2CV。二倍体：DI＝1.0±2CV（直方图上仅 1 个 G0/G1 峰）。非整倍体（Aneuploid）：DI 值＜0.91，＞1.10。DNA 指数（DI）＝样品 G0/G1 期 DNA 量平均数/标准二倍体 DNA 量平均数。细胞周期各时相细胞比率包括：G0/G1 期、S 期和 G2M 期，计算各时相细胞的百分比。其中 S 期细胞百分比也叫 SPF。SPF（%）＝[S（G0/G1+S+G2M）]×100%，细胞增殖指数（PI）（%）＝[（S+G2M）÷（G0/G1+S+G2M）]×100%。临床评价：DNA 非整倍体细胞是肿瘤的特异性标志，从 FCM 的 DNA 图形分析，可得知血细胞和骨髓细胞 DNA 的相对含量，从而了解白血病细胞的倍体水平及增殖活动。以纵坐标表示细胞数，横坐标表示 DNA 相对含量，可绘出 DNA 不同含量血细胞分布曲线，得到 G 期、S 期和 G2M 期细胞的百分比，尤其对白血病患者血细胞动力学的了解更为重要。急性白血病患者在未经治疗时其骨髓细胞（大多数为白血病细胞）S%（S 期细胞 DNA 的百分含量）明显低于正常骨髓。用流式细胞仪对白血病化学治疗后监测药效是目前较为灵敏的方法，对比化学治疗后的细胞内 DNA 含量变化，可迅速得出是否敏感的结论，从而指导临床对初治或复发白血病患者选用和及时更换化学治疗方案。白血病患者外周血白血病细胞多处于 G0 或 G1 期。S 期细胞百分率（S%）高者对常用周期特异性药物较为敏感，患者的完全缓解率高，但容易复发。S%低者对化学治疗不敏感，但一旦缓解，不易复发。根据增殖期细胞对周期特异药物比静止期细胞更为敏感，应用粒细胞集落刺激因子（G-CSF）来复苏 G0 期白血病细胞，有利于提高化学治疗效果。

四、粒细胞抗体检测

（一）荧光免疫法检测

1. 原理

受检血清中的抗体和粒细胞结合后，加标记荧光物质的羊抗人免疫球蛋白 G（IgG）血清，可使粒细胞膜显示荧光，然后在荧光显微镜下观察阳性比率和荧光强度。

2. 结果

阳性反应表示受检血清中存在粒细胞抗体。

3．临床评价

本法敏感性较好，特异性强，临床上常作为确诊免疫性粒细胞减少症的方法。

（二）化学发光法检测

1．原理

用化学发光技术测定单个核细胞与抗体被覆的粒细胞相互作用产生的代谢反应，间接测定粒细胞抗体。

2．结果

用发光仪测定增强的化学发光反应，用发光指数表示结果。

3．临床评价

本法比间接荧光免疫法更灵敏，可用于确诊免疫性粒细胞减少症。

（三）流式细胞技术检测

1．原理

采用正常人"O"型抗凝血分离出单核细胞和粒细胞，经1%多聚甲醛固定，二者再等量混合制成细胞悬液，加受检血清孵育，再加结合异硫氰酸荧光素（FITC）和抗人F（ab'）2 IgG，采用流式细胞仪进行分析，来检测同种反应性粒细胞抗体。

2．结果

荧光强度与粒细胞抗体量呈线性关系，根据荧光强度的大小即可得出粒细胞抗体的量。

3．临床评价

本法还可以对抗体类型进行分析，以确定是否存在免疫复合物。

第三节　白细胞计数

本节主要介绍白细胞目视计数法和白细胞分类计数的质量控制。

一、目视计数法

（一）原理

用稀醋酸溶液将血液稀释后，红细胞被溶解破坏，白细胞却保留完整的形态，混匀后充入计数池，在显微镜下计数一定体积中的白细胞，经换算得出每升血液中的白细胞数。

（二）试剂

2%冰醋酸；冰醋酸 2 mL，蒸馏水 98 mL；10 g/L 亚甲蓝溶液 3 滴。2%冰醋酸稀释液为低渗溶液，可溶解红细胞，醋酸可加速其溶解，并能固定核蛋白，使白细胞核显现，便于辨认。1%盐酸：浓盐酸 1 mL 加蒸馏水 99 mL。

（三）器材

1.0mL 或 0.5mL 刻度吸管、纽鲍尔(Neubauer)氏血细胞计数池、沙利吸血管、盖玻片、显微镜、计数器等。

（四）方法

取小试管 1 支，加白细胞稀释液 0.38 mL。用血红蛋白吸管准确吸取末梢血 20 μL。擦去管尖外部余血，将吸管插入盛 0.38 mL 稀释液的试管底部，轻轻吹出血液，并吸取上清液洗涮 3 次，注意不能冲混稀释液，最后用手振摇试管混匀。充液，将计数池和盖玻片擦净，盖玻片盖在计数池上，再用微量吸管迅速吸取混匀悬液充入计数池中，静置 3 min 后镜检。用低倍镜计数四角的 4 个大方格内的白细胞总数。对于压线的白细胞，应采取数上不数下、数左不数右的原则，保证计数区域的计数结果的一致性和准确性。

（五）计算

白细胞数/升＝（4 个大方格内白细胞总数/4）×10×20×10⁶＝4 个大方格内白细胞数×50×10⁶。式中，÷4 得每个大格内白细胞数；×10 由 0.1 μL 换算为 1 μL；×20，即乘稀释倍数，得 1 μL 血液中白细胞数；×10⁶ 由 1 μL 换算为 1 L。

（六）参考值

成人：（4～10）×10⁹/L（4000～10000/μL）。新生儿：（15～20）×10⁹/L（15000～20000/μL）。6 个月～2 岁：（11～12）×10⁹/L（11000～12000/μL）。

（七）目视计数的质量控制

稀释液和取血量必须准确。向计数池冲液前应先轻轻摇动血样 2 min 再冲池，但不可产生气泡，否则应重新冲池。白细胞太低者（白细胞＜5×10⁹/L），可计数 9 个大方格中的白细胞数或计数 8 个大方格内的白细胞数，然后在上面的计算公式中除以 9（或除以 8）。或取血 40 μL，将所得结果除以 2。白细胞数太高者，可增加稀释倍数或适当缩小计数范围，计算方法则视实际稀释倍数和计数范围而定。计数池中的细胞分布要均匀。判定白细胞在计数池的分布是否均匀，可以采用常规考核标准（RCS）来衡量。

二、白细胞分类计数的质量控制

分类计数法一般先选血膜体尾交界处或中末 1/3 邻接处用油镜计数，移动线路呈"弓"字形，避免重复计数。

分类计数时应同时注意白细胞、红细胞、血小板的形态是否异常，以及是否有血液寄生虫。

（一）白细胞

白细胞总数超过 20×10⁹/L，应分类计数 200 个白细胞，白细胞数明显减少时（＜3×10⁹/L）可检查多张血片。

白细胞分类计数的可信限：在白细胞分类中，中性粒细胞和淋巴细胞所占的比例较大，它们呈正态分布。白细胞分类的可信限可采用分类值±2 s的方式。

$$SD=[Q（1-Q）/n]^{1/2}$$

式中，Q为白细胞分类百分比（%）；n为分类所计数的细胞数（一般为100）。

例：中性粒细胞分类结果为70%，如果计数100个白细胞，代入上式得SD＝0.046，95%的可信限为70%±4.6%；如果计数200个白细胞，那么SD＝0.032，则95%可信限为70%±3.2%。

以上说明，计数的白细胞越多，精密度越高。

（二）中性粒细胞

1．中性粒细胞增多

生理性中性粒细胞增多：在生理情况下，下午比早晨更高。饱餐、情绪激动、剧烈运动、高温或严寒等均能使中性粒细胞暂时性升高。新生儿、月经期、妊娠5个月以上及分娩时白细胞均可增高。生理性增多都是一过性的，通常不伴有白细胞质量的变化。

病理性中性粒细胞增多：大致上可归纳为反应性增多和异常增生性增多两大类。反应性增多是机体对各种病因刺激的应激反应，是因为骨髓贮存池中的粒细胞释放或边缘池粒细胞进入血液循环所致，因此反应性增多的粒细胞大多为成熟的分叶核粒细胞或较成熟的杆状核粒细胞。急性感染或炎症是引起中性粒细胞增多最常见的原因。尤其是化脓性球菌引起的局部或全身性感染。此外，某些杆菌、病毒、真菌、立克次体、螺旋体、梅毒、寄生虫等都可使白细胞总数和中性粒细胞数增高。白细胞增高程度与病原体种类、感染部位、感染程度及机体的反应性等因素有关。例如，局限性的轻度感染，白细胞总数可在正常范围或稍高于正常，仅可见中性粒细胞百分数增高，并伴有核左移。严重的全身性感染，如发生菌血症、败血症或脓毒血症时，白细胞可明显增高，甚至可达（20～30）×10⁹/L，中性粒细胞百分数也明显增高，并伴有明显核左移和中毒性改变。

广泛组织损伤或坏死：严重外伤、手术、大面积烧伤及血管栓塞（如心肌梗死、肺梗死）所致局部缺血性坏死等使组织严重损伤者，白细胞显著增高，以中性分叶核粒细胞增多为主。急性溶血，即因红细胞大量破坏引起组织缺氧及红细胞的分解产物刺激骨髓贮存池中的粒细胞释放，致使白细胞增高，以中性分叶核粒细胞升高为主。急性失血，即急性大出血时，白细胞总数常在 1～2 h 迅速增高，可达（10～20）×10^9/L，其中主要是中性分叶核粒细胞。内出血者，如消化道大量出血、脾破裂或输卵管妊娠破裂等，白细胞增高常较外部出血显著，同时伴有血小板增高，这可能是大出血引起缺氧和机体的应激反应，动员骨髓贮存池中的白细胞释放所致。但此时患者的红细胞数和血红蛋白量仍暂时保持正常范围，待组织液吸收回血液或经过输液补充循环血容量后，才出现红细胞和血红蛋白降低。因此，白细胞增高可作为早期诊断内出血的参考指标。急性中毒，如化学药物中毒、生物毒素中毒、尿毒症、糖尿病酸中毒、内分泌疾病危象等常见白细胞增高，均以中性分叶核粒细胞增高为主。恶性肿瘤，即非造血系统恶性肿瘤有时可出现持续性白细胞增高，以中性分叶核粒细胞增多为主，这可能是肿瘤组织坏死的分解产物刺激骨髓中的粒细胞释放造成的。某些肿瘤（如肝癌、胃癌等肿瘤）细胞还可产生促粒细胞生成因子，当恶性肿瘤发生骨髓转移时可破坏骨髓对粒细胞释放的调控作用。

异常增生性中性粒细胞增多是造血组织中原始或幼稚粒细胞大量增生并释放至外周血中所致，是一种病理性的粒细胞，多见于粒细胞白血病。急性髓细胞性白血病（AML）的亚型中，急性粒细胞白血病（M1、M2 型）、急性早幼粒细胞白血病（M3 型）、急性粒－单核细胞白血病（M4 型）和急性红白血病（M6 型）均可有病理性原始粒细胞在骨髓中大量增生，而外周血中白细胞数一般增至（10～50）×10^9/L，超过 100×10^9/L 者较少，其余病例白细胞数在正常范围或低于正常，甚至显著减少。慢性粒细胞白血病中，多数病例的白细胞总数显著增高，甚至可达（100～600）×10^9/L，早期无症状病例在 50×10^9/L 以下，各发育阶段的粒细胞都可见到。粒细胞占白细胞总数的 90% 以上，以中幼和晚幼粒细胞增多为主，原粒及早幼粒细胞不超过 10%。骨髓增殖性疾病包括真性红细胞增多症、原发性血小板增多症和骨髓纤维化症，慢性粒细胞白血病也可包括在此类疾病的范畴中。本组疾病由多能干细胞的病变引起，具有潜在演变为急性白血病的趋势。其特点是除了一种细胞成分明显增多，还伴有一种或两种其他细胞的增生，白细胞总数常在（10～30）×10^9/L。

2. 中性粒细胞减少

当中性粒细胞绝对值低于 1.5×10^9/L，称为粒细胞减少症；低于 0.5×10^9/L

时称为粒细胞缺乏症。引起中性粒细胞减少的病因很多，大致可归纳为以下五个方面。

感染性疾病：病毒感染是引起粒细胞减少的常见原因，如流感、麻疹、病毒性肝炎、水痘、风疹、巨细胞病毒等。某些细菌性感染，如伤寒杆菌感染也是引起粒细胞减少的常见原因，甚至可以发生粒细胞缺乏症。

血液系统疾病：再生障碍性贫血、粒细胞减少症、粒细胞缺乏症、部分急性白血病、恶性贫血、严重缺铁性贫血等。

物理化学因素损伤：放射线、放射性核素、某些化学物品及化学药物等均可引起粒细胞减少，常见的引起粒细胞减少的化学药物有退热镇痛药、抗生素（如氯霉素）、磺胺类药、抗肿瘤药、抗甲状腺药、抗糖尿病药等，必须慎用。

单核巨噬细胞系统功能亢进：脾功能亢进、某些恶性肿瘤、类脂质沉积病等。

其他：系统性红斑狼疮、某些自身免疫性疾病、过敏性休克等。

（三）嗜酸性粒细胞

1. 嗜酸性粒细胞增多

变态反应性疾病：患有支气管哮喘、药物过敏反应、荨麻疹、血管神经性水肿、血清病、异体蛋白过敏等疾病时，嗜酸性粒细胞轻度或中度增高。寄生虫病，如血吸虫、中华分支睾吸虫、肺吸虫、丝虫、包囊虫、钩虫等感染时，嗜酸性粒细胞增高，有时甚至可达 0.10 或更多。异形淋巴细胞增多可见于病毒感染性疾病、某些细菌性感染、螺旋体病、立克次体病、原虫感染（如疟疾）、药物过敏、输血、血液透析或体外循环术后、免疫性疾病、粒细胞缺乏症、放射治疗等。

2. 单核细胞

正常儿童单核细胞较成人稍高，平均为 0.09，2 周内婴儿可达 0.15 或更多。均为生理性增多。病理性增多常见于以下疾病：某些感染，如疟疾、黑热病、结核病、亚急性细菌性心内膜炎等；血液病，如单核细胞性白血病、粒细胞缺乏症恢复期；恶性组织细胞病、淋巴瘤、骨髓增生异常综合征等；急性传染病或急性感染的恢复期。

第四节　嗜酸性粒细胞直接计数

嗜酸性粒细胞虽然可以通过白细胞总数和分类计数间接求出，但是直接计数较为准确，故临床上多采用直接计数法。

一、原理

用适当稀释液将血液稀释一定倍数，同时破坏红细胞和部分白细胞，保留嗜酸性粒细胞，并将其颗粒着色，然后在患者计数池中计数一定体积内嗜酸性粒细胞数，即可求得每升血液中嗜酸性粒细胞数。

二、试剂

嗜酸性粒细胞稀释液有多种，现介绍常用的两种。第一种，乙醇－伊红稀释液 20 g/L：伊红 10.1 mL，碳酸钾 1.0 g，90%乙醇 30 mL，甘油 10 mL，柠檬酸钠 0.5 g，蒸馏水加至 100 mL。本稀释液中乙醇为嗜酸性粒细胞保护剂，甘油可防止乙醇挥发，碳酸钾可促进红细胞和中性粒细胞破坏，并增加嗜酸性粒细胞着色，柠檬酸钠可防止血液凝固，伊红为染液，可将嗜酸性粒细胞染成红色。本试剂对红细胞和其他白细胞的溶解作用较强，即使有少数未被溶解的白细胞也被稀释成灰白色半透明状，视野清晰，与嗜酸性粒细胞有明显区别。嗜酸性粒细胞颗粒呈鲜明橙色，在此稀释液内 2 h 不被破坏。该试剂可保存半年以上，缺点是含 10%甘油，液体比较黏稠，细胞不易混匀，因此计数前必须充分摇荡。第二种，伊红丙酮稀释液 20 g/L：伊红 5 mL，丙酮 5 mL，蒸馏水加至 100 mL。本稀释液中伊红为酸性染料，丙酮为嗜酸性粒细胞保护剂。该稀释液新鲜配制效果好，每周配 1 次。

三、操作

取小试管 1 支，加稀释液 0.36 mL。取血 40 μL，轻轻吹入上述试管底部，摇匀，放置 15 min，然后再摇匀。取少量混悬液滴入两个计数池内，静置 5 min，待嗜酸性粒细胞完全下沉后计数。低倍镜下计数 2 个计数池中所有的 18 个大方格中的嗜酸性粒细胞数，用下式求得每升血液中的嗜酸性粒细胞数。

四、计算

嗜酸性粒细胞数/L＝[18 个大方格中嗜酸性粒细胞数/18]×10×10×10^6＝18 个大方格中嗜酸性粒细胞数×5.6×10^6。第一个×10 表示血液稀释 10 倍；第二个×10 表示计数板深 0.01 cm，换算成 1 mm；×10^6 表示由每微升换算成每升。

五、注意事项

凡造成白细胞计数误差的因素在嗜酸性粒细胞计数时均应注意。若用伊红丙酮稀释液，标本应立即计数（＜30 min），否则嗜酸性粒细胞逐渐被破坏，使结果偏低。血细胞稀释液在混匀过程中，不宜过分振摇，以免嗜酸性粒细胞破碎。若用甘油丙酮之类的稀释液，稠度较大，不易混匀，应适当延长混匀时间。注意识别残留的中性粒细胞。若嗜酸性粒细胞被破坏，可适当增加乙醇、丙酮剂量；反之，中性粒细胞破坏不全时，可适当减少剂量。住院患者嗜酸性粒细胞计数应固定时间，以免受日间生理变化的影响。

六、参考值

国外报道为（0.04～0.44）×10^9/L；国内天津地区调查健康成人嗜酸性粒细胞数为（0～0.68）×10^9/L，平均为 0.219×10^9/L。

第五节　红斑狼疮细胞检查

一、红斑狼疮细胞的形成

红斑狼疮患者的血液中有一种红斑狼疮因子（简称 LE 因子），该因子是一种特殊的蛋白质，存在于γ球蛋白中。在体外可使白细胞退化，导致细胞核染色质失去正常结构，变成游离肿胀的圆形或椭圆形烟雾状的均匀性物质。均匀体可吸引吞噬细胞（常为中性粒细胞），并被吞噬细胞所吞噬形成红斑狼疮细胞。也有的均匀体同时吸引数个吞噬细胞于周围，形成花形细胞簇。形成红斑狼疮细胞有几个条件：患者血清中存在 LE 因子；受损的或退变的细胞核，即被作用的细胞核，通常为中性粒细胞核或淋巴细胞核，该细胞核没有特异性，由患者本身或白血病患者细胞供给均可；具有吞噬能力的白细胞通常为中性粒细胞，亦可为单核细胞、嗜酸性粒细胞或嗜碱性粒细胞。

二、红斑狼疮细胞检查

抽取患者血液 2～3 mL，注于干燥洁净试管内，于室温待凝。凝固刚形成时，用竹签将凝块搅碎，并将残余凝块除去。以 2000 转/分钟的速度离心沉淀 10 min，使白细胞聚集在同一层面，以利于红斑狼疮细胞形成。置 37 ℃温箱内温育 2 h。将白细胞层附近的血浆和白细胞（包括部分红细胞）取出少许，置红细胞比积管内，以 2000 转/分钟的速度离心 10 min。吸去上层液，轻轻吸取白细胞层，制成薄片 3～4 张。以瑞氏染液染色、镜检。

三、红斑狼疮细胞的形态特征

（一）前期

LE 因子在体外与破损白细胞接触，数分钟后白细胞的核开始肿胀，溶解成前红斑狼疮细胞。而后胞浆崩溃，颗粒不清，胞膜消失，核成淡红色烟雾状均匀体，游离于血清中。

（二）花簇期

由于 LE 因子的调理素作用，吸引了若干完整健康的中性粒细胞，围绕于均匀体周围呈花簇状。

（三）吞噬期（LE 细胞形成）

均匀体完整地被中性粒细胞或其他细胞所吞噬，从而形成一个典型的 LE 细胞，典型的红斑狼疮细胞形态为一个吞噬了一个或数个圆形烟雾状的均匀体的中性分叶核粒细胞，此均匀体的大小可相当于 1/3～4 个红细胞，边缘模糊，呈棕红色，中性粒细胞本身的核被挤在一边，染为深紫红色。仅在均匀体的周围可见少许细胞质。偶尔亦可在单核细胞、中性晚幼粒细胞及中性杆状核粒细胞中见到同样的吞噬现象。有时也可见均匀体着色不是很均匀，但仍有疏松肿胀感，与被挤在一边的普通细胞核有明显的差别。均匀体偶分二叶，但边缘光滑清楚。直径多在 10～30 μm，也可见一个细胞吞噬两个均匀体，或两个细胞共吞一个均匀体的现象。

整个操作时间不得超过 3 h，红斑狼疮细胞形成后会因时间过长而引起细胞溶解，检出率下降。应与果陷细胞区别，果陷细胞多为单核细胞吞噬淋巴细胞的核所形成，核仍保持原细胞核的结构和染色特点，在涂片上一般找不到游离的均匀体和花形细胞簇，果陷细胞在任何骨髓涂片和血涂片都可见到，无诊断意义。

四、结果报告

找到红斑狼疮细胞（有典型 LE 细胞）。若未找到红斑狼疮细胞，仅见均匀体或花形细胞簇，应多次反复观察，必须找到典型 LE 细胞，才能报告阳性。

五、临床意义

系统性红斑狼疮患者，LE 细胞阳性率一般为 70%～90%，通常在活动期容易找到，在缓解期消失。病情严重者，在血液、骨髓、胸腔积液、腹水的直接涂片中，亦可找到 LE 细胞。因此，未找到 LE 细胞并不能否定红斑狼疮细胞的诊断，应进一步做其他方面的检查。LE 细胞的形成为一种抗核抗体的免疫反应，除系统性红斑狼疮外，因其自身免疫性疾病，亦可发现 LE 细胞，如类风湿、硬皮病、活动性肝炎等。因此，发现 LE 细胞后尚需要结合临床表现，才能确诊系统性红斑狼疮症。

第六节　白细胞检验的临床应用

一、慢性粒细胞白血病

慢性粒细胞白血病（CML）简称慢粒，是源于造血干细胞的克隆性增殖性疾患，以粒系增生为主。本病在亚洲发病率最高，占成人白血病总数的 40%，占慢性白血病的 95% 以上，国内统计资料表明，慢粒仅次于急粒和急淋，为第 3 位，以 20～50 岁人群多见。本病的自然临床过程是慢性期进展为加速期，最后发展成急变期，一旦急变，往往在 3～5 个月死亡。慢性期起病缓慢，初期症状不明显，逐渐出现乏力、盗汗、消瘦及低热，最突出的体征是脾肿大，可有中等度肿大，胸骨压痛也较常见，随病程进展出现贫血并逐渐加重。发病 1～4 年有 70% 的患者转变为加速期及急变期，总的病程平均为 3.5 年，常规治疗不能延长生命。本病在细胞遗传学上有恒定的、特征性的 Ph 染色体及其分子标志 Bcr/Abl 融合基因。

（一）检验

1. 血象

红细胞和血红蛋白早期正常，少数甚至稍增高，随病情发展渐呈轻、中度降低，急变期呈重度降低。贫血呈正细胞正色素性，分型中见有核红细胞、多色素性红细胞和嗜碱性点彩红细胞。白细胞数显著升高，初期一般为 50×10^9/L，多数在（100～300）$\times 10^9$/L，最高可达 1000×10^9/L。可见各阶段粒细胞，其中以中性中幼粒细胞及晚幼粒细胞增多尤为突出，分别可占

15%～40%及20%～40%，杆状核粒细胞及分叶核粒细胞也增多，原始粒细胞（Ⅰ型+Ⅱ型）低于10%，嗜碱性粒细胞可高达20%，是慢粒特征之一。嗜酸性粒细胞和单核细胞也可增多。随病情进展，原始粒细胞可增多，加速期可＞10%，急变期可＞20%。血小板增多见于1/3～1/2的初诊病例，有时可高达1000×10⁹/L，加速期及急变期，血小板可进行性减少。

2. 骨髓象

有核细胞增生极度活跃，粒红比例明显增高，可达（10～50）：1。粒细胞分类类同于周围血象，这是慢粒慢性期的特点。显著增生的粒细胞中，以中性中幼粒、晚幼粒和杆状核粒细胞居多。原粒细胞和早幼粒细胞易见，原粒细胞＜10%。嗜碱性粒细胞和嗜酸性粒细胞增多，有时可见到与葡萄糖脑苷细胞和海蓝组织细胞相似的吞噬细胞。幼红细胞早期增生，晚期受抑制，巨核细胞增多，骨髓可发生轻度纤维化。加速期及急变期时，原始细胞逐渐增多。慢粒是多能干细胞水平上突变的克隆性疾病，故可向各系列急性变，以原粒细胞增多者为急粒变，占50%～60%，以原始淋巴细胞（原淋+幼淋）增多者为急淋变，约占30%。此外，还可有慢粒急变为原始单核、原始红细胞、原始巨核细胞、早幼粒细胞、嗜酸或嗜碱性粒细胞等急性白血病。急变期红细胞系、巨核细胞系均受抑制。慢粒的粒细胞形态异常，细胞大小不一，核质发育不平衡，有些细胞核染色质疏松，胞质内有空泡或呈细胞破裂现象，偶见棒状小体，疾病晚期可见到佩尔格－韦特异常，分裂细胞增加，可见异常分裂细胞。

（二）慢性粒细胞白血病的临床分期及诊断标准

具下列中的四项者慢性期诊断成立：贫血或脾大；外周血白细胞≥30×10⁹/L，粒系核左移，原始细胞（Ⅰ型+Ⅱ型）＜10%；嗜酸性粒细胞和嗜碱性粒细胞增多；可有少量有核红细胞；骨髓象增生明显活跃至极度活跃，以粒系增生为主，中、晚幼粒和杆状核粒细胞增多，原始细胞（Ⅰ型+Ⅱ型）≤10%；中性粒细胞碱性磷酸酶积分极度降低或消失；Ph染色体阳性及分子标志Bcr/Abl融合基因；CFU-GM培养示集落或集簇较正常明显增加。

具下列之二者可考虑为加速：不明原因的发热、贫血、出血加重和（或）骨骼疼痛；脾进行性肿；非药物引起的血小板进行性降低或增高；原始细胞（Ⅰ型+Ⅱ型）在血中和（或）骨髓中＞10%；外周血嗜碱性粒细胞＞20%；

骨髓中有显著的胶原纤维增生；出现 Ph 以外的其他染色体异常；对传统的抗慢粒药物治疗无效；CFU-GM 增殖和分化缺陷，集簇增多，集簇和集落的比值增高。

其下列之一者可诊断为急变期：原始细胞（Ⅰ型+Ⅱ型）或原淋＋幼淋，或原单＋幼单在外周血或骨髓中≥20%；外周血中原始粒＋早幼粒细胞≥30%；骨髓中原始粒＋早幼粒细胞≥50%；有髓外原始细胞浸润。此期临床症状、体征比加速期更恶化，CPU-GM 培养呈小簇生长或不生长。

（三）细胞化学染色

中性粒细胞碱性磷酸酶（NAP）阳性率及积分明显减低，甚至为 0 分。慢粒合并感染、妊娠及急变期，NAP 积分可升高。治疗获得完全缓解时，若 NAP 活力恢复正常，预示预后较好。

（四）免疫学检验

慢粒急变后标记表达较复杂。慢粒髓细胞变多表现 CD33、CD13、CD15、CD14 及 HLA-DR 阳性，淋巴细胞变往往有 CD3、CD7、CD2、CD5、CD10、CD19、CD20、CD22、SIg 及 HLA-DR 阳性；巨核细胞变可现 CD41a、CD41b 及血小板过氧化酶（PPO）阳性。

（五）血液生化

血清维生素 B_{12} 浓度及其结合力显著增高是本病特点之一，血及尿液中尿酸含量增高，血清乳酸脱氢酶、溶菌酶和血清钾亦增高。

（六）诊断

CML 诊断不困难，凡有不明原因的持续的细胞计数增高、有典型的血象和骨髓象变化、NAP 阴性、脾肿大、骨髓细胞 Rh 阳性或检测到 Bcr/Abl 融合基因，即可确诊。确诊后应予以准确的分期。慢粒的骨髓常发生轻度纤维化，应与骨髓纤维化相鉴别。

二、恶性组织细胞病

恶性组织细胞病，简称恶组，是异常组织细胞增生所致的恶性疾病。本病任何年龄均可以发病，15～40 岁占多数（68.4%），男女之比约 3：1。本病的病因和发病机制仍不清楚。恶组在病理上表现有异常组织细胞浸润，常累及多个脏器，包括非造血组织，故除常见的肝、脾、淋巴结、骨髓等处侵及以外，其他许多器官和组织，如肺、胸膜、心、消化道、胰、胆囊、肾、皮肤、乳房、神经系统及内分泌腺等也可受累。异常的组织细胞呈斑片状浸润，有时也可形成粟粒、肉芽肿样或结节状改变，一般不形成肿块，很少见纤维组织增生。有吞噬血细胞现象。无原发灶与转移灶之分，这与实体瘤有所区别。病灶的多形性、异型性及吞噬性是恶组病理组织学的共同特点。临床起病急骤，以高热，贫血，肝、脾、淋巴结肿大，全血细胞减少，出血，黄疸和进行性衰竭为主要特征，其中又以发热最为突出，常为首发和最常见（97.2%）症状。患者多在半年内死亡。有些患者可因某一部位的病变比较突出，而产生相应的表现，如皮下结节、乳房肿块、胸腔积液、胃肠道梗阻、骨质破坏等。由于临床表现的多样性，本病极易误诊和漏诊。

（一）检验

1．血象

大多有全血细胞减少，早期即有贫血，多为中度，后呈进行性加重。网织红细胞计数正常或轻度增高。白细胞计数在疾病早期高低不一，疾病中、晚期减少。血小板多数减少。晚期随着疾病的进展，全血细胞减少更加严重。白细胞分类中少数可有中、晚幼粒细胞，部分病例（17.71%）在片尾可找到异常组织细胞和不典型单核细胞。浓缩白细胞涂片，可提高异常组织细胞的检出率。中性粒细胞碱性磷酸酶阳性率和积分明显低于正常或阴性。当大量异常组织细胞在外周血中出现，白细胞数可高至（10～100）×10^9/L，则称为“白血病性恶性组织细胞病”。

2．骨髓象

骨髓多数增生活跃，仍可见各系正常造血细胞。增生低下，病例多已达晚期。常可发现多少不一的异常组织细胞，这是本病的最重要的特征。这类细胞呈分散或成堆分布，由于病变分布不均，多次多部位骨髓穿刺可提高阳性检出率。根据恶性组织细胞的形态学特征，可归纳为以下五个类型。

异常组织细胞：细胞大小不等，一般体积较大，直径可达 20～30 μm，形态畸异，呈核圆形、椭圆形或不规则形，有时有分支状，偶有双核者。染色质呈细致网状。核仁显隐不一，有的较大。胞质较丰富，着色深蓝或浅蓝，深蓝者常无颗粒，浅蓝者可有数目不等的小颗粒，并可出现空泡。该类细胞无吞噬细胞现象。此型细胞对诊断有价值。

多核巨组织细胞：这类细胞与异常组织细胞基本相似，其特点是体积巨大，胞核更多。胞体直径 50～95 μm，外形极不规则，通常含核 3～6 个，彼此贴近或呈分叶状。核仁显隐不一。胞质浅蓝，无颗粒或有少数颗粒，此型细胞较少见，对诊断有重要意义。

淋巴样组织细胞：淋巴细胞大小、外形和淋巴细胞或内皮细胞相似。细胞呈圆形、椭圆形、不规则圆形或狭长弯曲呈拖尾状。胞核常偏于一侧，染色质较细致，偶见核仁，胞质浅蓝色，有时可含细小颗粒。

单核样组织细胞：形似单核细胞，但核染色质较粗，胞质浅蓝色，有时含细小颗粒。

吞噬性组织细胞：体积可以很大，单核或双核，椭圆形偏位，染色质疏松，核仁大而清楚，胞质中含有被吞噬的成熟红细胞或其碎片、幼红细胞、血小板及中性粒细胞等，一个吞噬性细胞最多可吞噬二十余个红细胞。

以上所列五种形态学类型组织细胞，以异形组织细胞和（或）多核巨组织细胞为主，它们对恶组有诊断意义。吞噬性组织细胞因在其他疾病中也可出现，因此缺乏特异性诊断价值。

（二）细胞化学染色

中性粒细胞碱性磷酸酶积分显著减低，苏丹黑 B 和 β－葡萄糖醛酸苷酶呈阴性反应，恶组细胞酸性磷酸酶、非特异性酯酶呈弥漫性中度到强阳性。以 α－醋酸萘酚为基质的特异性酯酶染色，单核细胞和异常组织细胞都为阳性，如改用 AS-D 萘酚作为基质，单核细胞可被氟化钠所抑制，而恶性组织细胞非特异性酯酶染色仍为阳性。恶组细胞胞质溶菌酶阳性，粒细胞碱性磷酸酶阳性率及积分均明显低于正常值，有助于感染性疾病引起的反应性组织细胞增多的鉴别。

三、类白血病反应

类白血病反应是指机体对某些刺激因素所产生的类似白血病表现的血象

反应。类白血病反应简称类白反应。其特点包括：①血象类似白血病表现但非白血病，白细胞数显著增高，或有一定数量的原始细胞和幼稚细胞出现。②绝大多数病例有明显的致病原因，以感染和恶性肿瘤多见，其次是某些药物的毒性作用或中毒。③在原发疾病好转或解除后，类白反应也迅速自然恢复。本病预后良好。根据外周血白细胞总数的多少可将类白反应分为白细胞增多性和白细胞不增多性两型，临床以白细胞增多性类白反应多见。若按病情的缓急可分为急性和慢性两型。

第七节　血细胞计数仪在临床检验中的应用

一、血细胞计数仪原理

血细胞计数仪的类型很多，从全自动型（全血直接吸入）到半自动手工稀释型有数十种。但其基本原理主要有电阻式、光学式和离心式三种。

（一）电阻式原理

电阻式原理是根据血细胞非传导的性质，以电解质溶液中悬浮颗粒在通过小孔时引起的电阻变化为基础，当被稀释的血细胞悬液在负压的吸引下穿过一个小孔（aperture）时，会使通过微孔的恒定电流发生变化，该瞬间的电阻变化所产生的脉冲信号大小与细胞体积的大小成正比，经放大鉴别后被累加记录下来。因此，在细胞计数的同时，每一个细胞的体积也被同时测量出来。测定白细胞的微孔孔径常为 100 μm，测定红细胞和血小板的微孔孔径常为 50～70 μm。

（二）光学式原理

光学式原理的血细胞计数仪也叫光散射式细胞计数仪。血液被稀释后，让悬浮在稀释液中的细胞排成单列顺序通过一个穿过检测器，这时，细胞处于一束狭窄的聚焦光路中，每个血细胞穿过时，就会阻断一次光束，一定数量的细胞不断地打断光束，使检测器检出单位时间内光线阻断的次数，从而计算出细胞的数量。光散射式细胞计数仪还可依据每个细胞通过时所产生的散射角度来判断每个细胞的体积和形态等特征，从而进行白细胞分类。

（三）离心式原理

离心式原理的血细胞计数仪也叫干式细胞计数仪。将血充入含有吖啶橙（AC）荧光染色剂的毛细管内，使血液中的有形成分着色，在蓝紫光的激发下，各种细胞呈现出不同的荧光色，然后将毛细管放在特制的离心机中离心，其有形成分根据比重不同分布于不同的细胞层中，由下至上依次为红细胞（比重 1.09）、中性粒细胞（比重 1.08）、淋巴细胞（比重 1.07）、血小枝（比重 1.06）。红细胞不着色，仍为暗红色，中性粒细胞呈橘黄色，单核细胞/淋巴细胞呈绿色，血小板呈淡黄色，通过对不同颜色细胞层的定量分析，即可获得精确的血液学参数。目前，此种血细胞分析仪只限于两分类，适合中小医院使用。

二、血细胞计数仪的使用

（一）安装

新购入的仪器在安装时应注意以下事项：仔细阅读使用说明书，详细了解仪器的性能和各种安装参数，特别是电源部分，某些进口仪器具有 110/220V 电压选择，应该按国内的电压设置。仪器应安装在洁净的环境内，特别是高档仪器，应有相对隔离的房间，有条件的医院应安装空调设备。门窗应关闭以防尘土。仪器应放置在平稳的试验台上，位置应相对固定。阳光不宜直射，环境温度应在 15～30 ℃，避免在阴暗潮湿处安放仪器。应尽量避免与放射科、CT、理疗仪器、B 超和电动机等用电量较大的仪器使用同一条电源线，以免造成干扰及瞬间电压过低。电压较低的地区应安装稳压电源。部分仪器带有易损零配件的备件，如管道、保险丝、灯泡和小胶皮垫等，应仔细保管，以便在需要时更换方便。各类型仪器有相同之处，也有不一致的地方，在安装和使用时应充分考虑它们的条件和特点，不要凭以前的经验安装和使用。

（二）校正

虽然新购入的血细胞计数仪都需要进行校正，但是有些仪器在出厂前已为用户校正完毕，用户在使用标准品进行测定时，得到的数值均在允许范围以内，一些早期生产的血细胞计数仪，如 COUL-TREZF 型等，在使用前应做阈值选择，以分别确定该仪器做白细胞计数和红细胞计数的最佳阈值。一些新型的血细胞计数仪则可通过校正系数或调整计数时间等方法完成校正工作。

（三）阈值的选择

因为最初的血细胞计数仪不仅计数人血细胞，还可以计数其他细胞和颗粒，所以也称粒子计数器。因为所计数的各种粒子，包括红细胞、白细胞、血小板的体积大小不一，所以应分别选择出计数各种粒子的最佳阈值。进行计数人血细胞的最佳阈值选择时，按仪器要求的稀释倍数稀释血标本，为消除稀释误差，可一次性稀释成 50 mL 样品。测白细胞前应加入溶血剂，将标本放于计数样品台上，从阈值选择"1"开始，在每个阈值点上计数数次，记录每个阈值点上的计数值或均值。以细胞数为纵坐标，以阈值点为横坐标，画一曲线。如果曲线中平坦部分太宽，就表示仪器不太敏感，如曲线中平坦部分太窄，则仪器工作重复性不好，误差大。应找出曲线平坦部位较为适中的曲线中间点或中间点偏低一侧的阈值点，把它作为该项细胞计数的最佳工作点。阈值设置太高，会使体积较小的细胞不被计入，阈值设置太低，则会使体积更小的颗粒、细胞碎片和仪器电子噪声误作细胞而被计入，使得结果偏高。因此，仪器选定阈值对细胞计数的准确性是很重要的，该类型仪器以每半年重复校正一次阈值为好。新型的血细胞计数仪多数已由厂家按计数人血细胞的标准选择好了阈值的上下限，不需要使用者更改。

（四）校准物校正法

许多国外仪器生产厂家为自己的仪器准备了商品校准物，如 4C-PLUS、S-CAL、HEA-MA-QC 等。这种商品校准物一般包含 8～10 项参数的平均值和范围，并有高、正常、低三种不同的浓度，有效期一般为 3 个月左右。国内目前有各检验中心制备的标准血红蛋白和白细胞等三四种质控标准物。使用校准物时应将标本按要求进行稀释，每个指标应做 5 个稀释，测定 5 次，每个参数的 CV＜3%，求出每个参数的均值，它们应在校准物给定的范围以内。如果不在给定范围之内，那么首先应仔细查找原因，包括试剂、电压、稀释、操作、校准物本身等，排除一切外源性因素之后，要在有经验的技术人员仔细阅读说明书后，才可考虑调整仪器的校正机关。

（五）使用参考仪器校正法

取一份或几份不同浓度的新鲜 EDTA 抗凝血，选定一台经过校正的血细胞计数仪作为参考仪器，用该参考仪器对该份 EDTA 抗凝血进行定值，每项指标至少测定 10 次，求其平均值和 95%的可信限范围（CV＜3%）。以各项目的平均值作为标准，按校准物校正法来校正新购入的仪器。此方法虽然易于开展，但是所选择的参考仪器必须严格掌握。如果本单位无合格的仪器，那么可选用本市或本地区的经过校正的仪器，或经本地区及上级临床检验中心多次质控考核合格的仪器作为参考仪器。此外，也可采用显微镜下计数的方法、分光光度计法、温氏离心法来分别测定红白细胞、血红蛋白和红细胞比容。要求经验丰富的技术人员在最佳条件下反复测定多次，得到各项目的参考值范围。但是由于方法学上的差异，不易得到一个稳定的、精密度良好的参考值，因此不推荐用显微镜计数法来校正血细胞计数仪。

（六）质量评价

1．精密度检测

精密度分批内精密度、批间精密度和总精密度，均以变异系数（CV）表示，最有使用价值的是总精密度，它是批内精密度、仪器稳定性和样品之间诸多因素的综合指标。批内精密度是一种评价仪器多次测定同一样品的重复性试验指标，即每次测定结果与均值接近的程度。用同一份标本，至少测定 10 次，用统计学方法求出均值和标准差，并计算出变异系数。一般血细胞计数仪主要项目的精密度如下：红细胞（RBC），CV＜3%；白细胞（WBC），CV＜3%；血红蛋白（HGB），CV＜2%；红细胞比容（HCT），CV＜2%；血小板（PLT），CV＜5%。总精密度考核方法是随机取样，按常规法做各种指标的测定 20 份，然后隔 2 h、4 h 再重复测定，共测 3 次，最后求出 CV 值。如果按常规法测白细胞数（×10^9/L）20 份，就需要隔 2 h、4 h 后，分别重新测定，共测 3 次。

2．准确度检测

仪器的准确度可通过参考方法的对比试验来考评，也可用定值的参考品来考核，定值参考品简便易行，可用于经常性的监察，显微镜计数法也可作为考核血细胞计数仪准确性的辅助手段。用显微镜计数法考核仪器的准确度时，可用重复 20 次的均值求出偏差百分数来估计仪器的准确度。但由于方法上的差异，因此一般不推荐使用显微镜计数法来评价仪器的准确度。

第三章　尿液理学检验和化学检验

尿液理学检验和化学检验是尿液检验的主要内容之一，尿液理学检验包括尿量、颜色和透明度、气味比重和尿渗量等。虽然这些检验项目的检验方法简单易行，但是其结果对临床筛选诊断有重要意义。尿液常用的化学检验包括酸碱度、蛋白质、葡萄糖、酮体和尿胆素原等的检验，其检验结果对疾病的诊断、疗效观察和预后判断有重要价值。

第一节　尿液理学检验

一、尿量

尿量是指 24 h 内排出体外的尿液总量，有时也指每小时排出的尿液量。尿量的变化主要取决于肾小球的滤过、肾小管的重吸收和肾脏浓缩－稀释功能，也受精神因素、饮水量、活动量、年龄、药物应用和环境（气温、湿度）等因素的影响。因此，即使是健康人，24 h 尿量的变化也较大。小儿尿量按 mL/kg 体重计算，明显高于成人。

（一）检测原理

使用量筒直接测量 24 h 内排出体外的尿液总量。常用的方法如下。

累计法：分别测定 24 h 内每次排出的尿液体积，然后计算其总量。

直接法：将 24 h 内每次排出的尿液全部收集在一个容器内，然后用量筒测定其总量。

计时法：测定每小时排放的尿液量。

（二）方法学评价

尿量检测的方法学评价见表 3-1。

表 3-1 尿量检测的方法学评价

方法	评价
累积法	因多次测定，误差较大，容易漏测，影响测定结果的准确性
直接法	准确性较好，但需要加防腐剂，否则尿液易变质，呈恶臭味
计时法	常用于危重患者的观察

（三）质量控制

尿液采集必须完全而准确，不可丢失。必须使用合格的标准量筒，或其他有精确刻度的液体容积测定器具。量具上应有清晰可见的容积刻度（精确至 1 mL），便于测定时准确读数。测定 24 h 尿量时，读数误差不应大于 20 mL。

（四）参考值

成年人：1～2 L/24 h 或 1 mL/（h·kg 体重）。儿童：按每千克体重计排尿量，为成年人的 3～4 倍。

二、颜色和透明度

正常人尿液因含有尿色素、尿胆素、尿胆原及卟啉等物质，肉眼观察多呈黄色或橘黄色，病理情况下可呈不同的颜色。尿液颜色的改变也受食物、药物和尿量的影响。

正常尿液清晰透明。由于含有少量上皮细胞、核蛋白和黏蛋白等物质，因此尿液放置后可见微量絮状沉淀。尿液浑浊度与某些盐类结晶、尿液酸碱度、温度改变有关，还与含有混悬物质的种类和数量有关，一般以透明度表示，亦称为浑浊度，可分为清晰透明、轻度浑浊（雾状）、浑浊（云雾状）、明显浑浊 4 个等级。

（一）质量控制

颜色和透明度检验的质量控制见表 3-2。

（二）参考值

淡黄色、清晰透明。

表 3-2　颜色和透明度检验的质量控制

项目	质量控制
标本采集	①尿液标本应新鲜，否则因放置时间过长，细菌污染可使尿颜色加深，浑浊度增高。②采集尿液的容器必须无色、洁净、无污染
判断标准	使用尿液分析仪、化学试带的标准要统一。手工操作者判读颜色和透明度标准也要统一
药物影响	收集尿标本前 3 天应禁服碘化物、溴化物等，以免产生假阳性反应

三、气味

（一）参考值

挥发性酸的气味。

（二）临床意义

正常尿液含有来自尿内的挥发性酸的气味。尿液长时间放置后，因尿素分解可出现氨臭味。正常尿液可受食物或药物影响，如进食太多的芦笋可使尿液有燃烧硫黄的气味，进食蒜、葱、韭菜或饮酒过多等可使尿液呈特殊气味。

四、尿渗量

尿渗量又称尿渗透量，是指尿液中具有渗透活性的全部溶质颗粒（分子或离子等）的总数量。尿渗量与尿液中粒子大小及所带电荷无关，它反映了溶质和水的排泄速度，用质量毫升摩尔浓度[mmol/kg H_2O（mOsm/kg H_2O）]表示。尿渗量确切地反映肾脏浓缩和稀释功能，是评价肾脏浓缩功能较好的指标。

（一）检测原理

溶液中有效粒子数量可以采用该溶液的沸点上升（从液态到气态）或

冰点下降（液态到固态）的温度来表示，测定方法有冰点下降法（常用浓度计法）、蒸汽压降低法和沸点升高法等几种。目前常用浓度计法（又名晶体渗透浓度计法）。冰点是指溶液在固相和液相处于平衡状态的温度。1个 Osm 浓度可使 1 kg 水的冰点下降 1.858 ℃，因此摩尔渗透量公式如下。

$$\mathrm{mmol/kg \cdot H_2O} = \frac{观察取得冰点下降度数}{1.858}$$

冰点渗透压计的工作原理是根据冰点减低结冰曲线计算出尿渗量。

（二）方法学评价

尿渗量和尿比重测定都能反映尿液中溶质的含量，尿比重测定较尿渗量测定操作简单，成本低，但易受溶质性质影响，如蛋白质、葡萄糖等大分子物质和体细胞等增多，尿比重也增高。而尿渗量不受大分子物质影响，只与溶质颗粒数量有关。冰点渗透压计测定的准确性高，也不受尿液的温度影响。

（三）质量控制

尿渗量测定的质量控制包括仪器的标化、操作条件的控制和标本的正确处理。尿渗量测定的标本处理的质量控制见表 3-3。

表 3-3　尿渗量测定的标本处理的质量控制

内容	质量控制
标本采集	尿液标本应收集于洁净、干燥、无防腐剂的带盖容器内，并立即送检
标本离心	离心除去标本中的不溶性颗粒，但注意不能丢失盐类结晶
标本保存	若不能立即测定，应将标本保存于冰箱内，测定前置温水浴中，使盐类结晶复溶

（四）参考值

尿渗量：600～1000 mmol/（kg·H$_2$O）（相当于 SG1.015～1.025）。最大范围 40～1400 mmol/（kg·H$_2$O）。尿渗量/血浆渗量之比为（3.0～4.7）：1.0。

第二节 尿液常用化学检验

尿液的化学成分较复杂，许多病理情况都可导致尿液化学成分的变化。

一、酸碱度

正常新鲜尿液常为弱酸性。其酸碱度主要受肾小管分泌 H^+、NH_3 和铵盐的形成、HCO_3^- 的重吸收、饮食种类等因素影响，使 pH 值经常在 5.4～8.0 波动。测定尿液酸碱度，可以间接反映肾小管的功能。

（一）检测原理

指示剂法：用溴麝香草酚蓝试剂滴入尿液中，观察结果。黄色为酸性尿，绿色为中性尿，蓝色为碱性尿。试剂不便于保存及运输。

干化学法：试带的测试模块区含有甲基红（pH 值 4.6～6.2）和溴麝香草酚蓝（pH 值 6.0～7.6），两种酸碱指示剂适量配合可测试尿液 pH 值 4.5～9.0 的变化范围。

pH 计法（电极法）：用 pH 电极直接精确测定尿液的 pH 值。

滴定法：用标准 NaOH 溶液滴定尿液标本，根据 NaOH 消耗量求得尿液总酸度。

（二）方法学评价

尿液酸碱度检测的方法学评价见表 3-4。

表 3-4 尿液酸碱度检测的方法学评价

方法	评价
指示剂法	易受黄疸尿、血尿的干扰而影响结果判断
干化学法	操作简便、快速，既可目测，又可用尿液分析仪检测，是目前最广泛应用的筛查方法。但试带易吸潮变质，应注意保存条件
pH 计法	可直接测定尿液 pH 值，精确度较高，但需要特殊仪器，且操作繁琐，临床实验室很少应用
滴定法	可检查尿液的总酸度。操作复杂，临床实验室很少应用

（三）质量控制

标本必须新鲜：标本放置过久，可因细菌分解尿液成分或尿液中的 CO_2 挥发（大多数细菌分解尿素产生氨可使尿液呈现碱性）使尿液 pH 值增高。但在极少数情况下，细菌也分解尿液成分，产生酸性物质，使尿液 pH 值降低。

操作规范：在测定过程中，应严格按说明书操作，试带浸尿时间过长，尿 pH 值呈降低趋势。

试带的保存：试带应密封、避光、干燥保存，注意保质期。试纸每月用弱酸或弱碱测试一次，按说明书操作，在规定时间内判读结果。

试剂的配制：滴定法所用的 NaOH 溶液浓度必须标准，并新鲜配制。

pH 计校准：pH 计应经常校准，保证仪器在良好状态下使用。

（四）参考值

随机尿 pH 值为 4.6～8.0，一般为 5.5～6.5。

二、蛋白质

尿液蛋白质检验是临床尿液常规化学检验之一。正常情况下，肾小球滤过膜能够有效阻止相对分子质量在 40000 以上的蛋白质通过。虽然相对分子质量＜40000 的蛋白质能够通过滤过膜，但是又被近曲小管重吸收。所以，健康成人每天排出的尿液蛋白质含量极少（为 30～130 mg），用一般的常规定性方法不能检测出来。当尿液蛋白质含量＞100 mg/L 或 150 mg/24 h 尿时，蛋白质定性试验呈阳性反应，称为蛋白尿。

尿蛋白来源主要有两个途径：一是血浆蛋白，主要是清蛋白；二是来自泌尿系统的组织蛋白，如分泌性免疫球蛋白，溶菌酶等。蛋白尿几乎是任何肾脏疾病的标志，它主要反映肾小球（管）损害及肾小球滤过率增加的程度。与侵入性或技术性要求较高的诊断方法，如肾穿刺或超声检查相比较，尿蛋白分析不但是一种简单且价廉的辅助诊断肾脏疾病的方法，而且尿蛋白分析在疾病的筛选和随访肾脏疾病中有特殊的价值。

（一）尿蛋白定性检验

尿蛋白定性检验为尿蛋白质的筛检试验。常用方法有加热乙酸法、磺基水杨酸法、干化学法。

1.检测原理

加热乙酸法：加热可使蛋白质变性凝固，加酸可使尿液 pH 值接近蛋白质等电点（pH 值 4.7），促使变性凝固的蛋白质进一步沉淀。此外，加酸还可溶解碱性盐类沉淀物，消除干扰。

磺基水杨酸法：又称磺柳酸法。磺基水杨酸为生物碱试剂，在酸性环境下，磺基水杨酸阴离子与尿液中带正电荷的蛋白质结合，形成不溶性蛋白盐而沉淀。

干化学法：又称试带法。根据指示剂蛋白误差原理进行尿蛋白检验。在一定条件下（pH 值 3.2），指示剂阴离子与蛋白质（主要为清蛋白）阳离子结合生成复合物，引起指示剂的进一步电离，而发生颜色变化。颜色的变化与蛋白质含量成正比。

2.方法学评价

尿液蛋白质定性检验的方法学评价见表 3-5。

表 3-5　尿液蛋白质定性检验的方法学评价

方法	评　价
加热乙酸法	该法是尿液蛋白质检验的经典方法，具有如下优点：①特异性高、干扰因素少，灵敏度为 0.15 g/L。②能使所有蛋白质发生沉淀反应。③操作繁琐，但因结果准确，常作为确证实验
磺基水杨酸法	①操作简便、快速，灵敏度高，为 0.05～0.10 g/L。②与清蛋白、球蛋白、本周蛋白均可发生反应，因而有一定的假阳性。③作为干化学法检测尿蛋白的参考方法，被美国临床和实验室标准协会（CLSI）推荐为检验尿蛋白的确证方法
干化学法	①本法快速、简便、易于标准化，已普遍应用于临床。②适用于健康普查，尤其是肾脏疾病的筛检。③本法既可肉眼观察，又可用尿液分析仪判断结果。④对清蛋白灵敏，对球蛋白的灵敏度仅为清蛋白的 1/100～1/50，与血红蛋白、肌红蛋白、本周蛋白基本不反应

3.参考值

尿液蛋白质定性检验结果：阴性。

（二）尿蛋白定量检验

尿蛋白定量检验为临床最常用的检测项目。一个好的尿蛋白定量方法必须具备以下条件：操作简便、快速；测定范围宽，并有较高的灵敏度；不受清蛋白和球蛋白比例的影响；特异性高。常用的尿蛋白定量方法较多，有浊度法、沉淀法、双缩脲比色法、凯氏定氮法和自动分析仪法等。

各方法检测原理如下：

（1）浊度法：尿蛋白与蛋白沉淀剂（磺基水杨酸—硫酸钠）作用产生沉淀，用光电比色法，将标本与经同样处理的蛋白标准液进行浊度比较，从而获得蛋白结果。

（2）沉淀法：利用蛋白质与生物碱试剂结合，在酸性条件下形成沉淀物，观察沉淀物的量，以估计蛋白质的含量。

（3）双缩脲比色法：以钨酸沉淀尿中的蛋白质，用双缩脲比色法进行定量测定。

（4）凯氏定氮法：本法操作方法复杂，但准确性较高，仅在必要时采用。

（5）自动分析仪法：利用将光信号转换为电讯号，在电子计算机内和校正得到的数据比较计算，进一步将结果翻译成测定单位表示出来，并打印记录。

三、葡萄糖

尿糖一般是指尿液中的葡萄糖，也有微量乳糖、半乳糖、果糖、核糖、戊糖和蔗糖等。正常人尿液中有微量葡萄糖，定性试验为阴性。尿糖定性试验呈阳性的尿液称为糖尿。糖尿的发生与血糖浓度、肾小管重吸收的能力（肾糖阈）有关。当血糖浓度超过 8.88 mmol/L 时，尿液中即开始出现葡萄糖，这时的血浆葡萄糖浓度水平称为肾糖阈。检查尿糖的目的包括检查糖尿病的代谢情况和检测与评价糖尿病的治疗。

（一）尿糖定性检验

1.检测原理

干化学法：尿液葡萄糖在试带中葡萄糖氧化酶的催化作用下，生成葡萄糖酸内酯和过氧化氢。在过氧化物酶的催化下，过氧化氢使色原物氧化而呈色。

班氏定性法：含有醛基的葡萄糖，在高热及碱性溶液中，能将溶液中蓝色的 $CuSO_4$ 还原为 Cu_2O，出现黄色至砖红色沉淀物。

薄层层析法：利用薄层层析技术分离尿糖。

2.方法学评价

尿糖定性检测的方法学评价见表 3-6。

表 3-6　尿糖定性检测的方法学评价

方法	评价
干化学法	特异性强，灵敏度高，葡萄糖含量为 1.67～2.78 mmol/L 即可出现弱阳性，简便快速，适用于自动分析
班氏定性法	与尿内所有还原性糖（葡萄糖、乳糖和半乳糖）和所有还原性物质都反应，干化学法呈阴性的标本，有可能在班氏法呈阳性结果。灵敏度低，在 8.33 mmol/L 才呈弱阳性
薄层层析法	是鉴别、确证尿糖种类的特异、灵敏的方法，但操作繁琐，临床实验室很少应用

3.质量控制

检验前质量控制：尿液容器要清洁，最好使用一次性尿杯。尿标本不宜长时间存放，以免细菌繁殖消耗尿中葡萄糖，造成假阴性结果。

干化学法：试带应避光干燥保存。维生素 C 等还原性物质对测定有影响，而出现假阴性。高浓度酮体尿可引起假阴性。尿液比重增高，可降低试带对糖的灵敏度。大量服用左旋多巴时，也可使尿糖结果偏低或出现假阴性。尿糖测定假阳性极少见，除非尿液被过氧化物或次氯酸盐污染。

班氏定性法：维生素 C 等还原性物质可使本法产生假阳性。尿液内含有大量铵盐时，可妨碍 Cu_2O 的沉淀，应预先加碱煮沸去氨后再检验。尿液内含有大量蛋白质（＞0.5 g/L）时，应采用加热乙酸法去除蛋白质后，取滤液检验。

4.参考值

尿糖定性检验结果：阴性。

（二）尿糖定量检验

1.检测原理

常用的方法有葡萄糖氧化酶法和己糖激酶法。

2.方法学评价

临床上用于血糖测定的葡萄糖氧化酶法和己糖激酶法，用于对尿液葡萄糖定量的测定。药物和尿液中的自然物质对己糖激酶法几乎无干扰，但对葡萄糖氧化酶法有不同程度的干扰。

3.参考值

尿糖定量检验结果：0.56～5.00 mmol/24 h。

四、胆红素

血清中总胆红素由三部分组成：未结合胆红素在血中与清蛋白疏松结合而运输，不溶于水，不能通过肾小球滤过膜；结合胆红素是未结合胆红素入肝后与葡萄糖醛酸结合形成葡萄糖醛酸胆红素，溶于水，可通过肾小球滤过膜由尿排出；δ胆红素是未结合胆红素与清蛋白的共价结合物，通常在血中含量很低。正常人血中结合胆红素含量很低，滤过量极少，常用检验方法的结果为阴性。当血中结合胆红素增高，从尿中排出，尿胆红素试验呈阳性。

（一）检测原理

干化学法：在强酸性介质中，胆红素与试带上的2,4－二氯苯胺重氮盐起偶联反应，生成红色偶氮化合物。

哈里森氧化法：用硫酸钡吸附尿液中的胆红素后，滴加酸性三氯化铁试剂，使胆红素氧化成胆绿素而呈绿色反应。

（二）方法学评价

干化学法：灵敏度不高，但操作简单，可用于目视或自动化分析仪，可用于定性筛检试验。

哈里森氧化法：操作稍繁琐，但灵敏度较高（0.9 μmol/L）。

（三）参考值

尿胆红素：阴性。

五、尿胆素原和尿胆素

结合胆红素胆汁排泄至肠道后，在细菌的作用下逐步转化为尿胆素原、粪胆原，随粪便排出，成为粪便的主要色素。尿胆素原从肠道重吸收回肝脏，大部分再以原形排入肠道，构成胆红素的肠肝循环，小部分尿胆素原由肾脏排出，成为尿中尿胆素原。无色的尿胆素原经电气氧化及光线照射后转变成黄色的尿胆素。

（一）检测原理

尿胆素原：采用干化学法时，尿胆素原在酸性条件下，与对二甲氨基苯甲醛反应，生成红色化合物。湿化学法同干化学法。

尿胆素：在无胆红素的尿标本中加入碘液，使尿中尿胆素原氧化成尿胆素，试剂中的锌离子与其作用，形成带绿色荧光的尿胆素－锌复合物。

（二）方法学评价

尿胆素原干化学法已作为尿液分析仪检测项目之一，用于尿液筛检。尿胆素的最低检出量为 0.05 mg/L。

（三）质量控制

标本必须新鲜，以免尿胆素原氯化成尿胆素。

正常人尿胆素原排出量每天波动很大，夜间和上午量少，午后则迅速增加，在 14～16 时达最高峰。

尿液中一些内源物质，如胆色素原、吲哚、胆红素等可使尿胆素原结果呈假阳性。一些药物也可产生颜色，干扰检验。

尿胆素原清除率与尿液 pH 值有关。pH 值为 5.0 时的清除率为 2 mL/min；pH 值为 8.0 时清除率增加到 25 mL/min。

对于梗阻性黄疸患者，不能使用干化学法进行测定。

长期应用抗生素治疗时可抑制肠道菌群，使尿胆素原减少或缺如。

（四）参考值

尿胆素原：阴性或弱阳性。尿胆素：阴性。

第三节　尿液其他成分检验

一、微量清蛋白

微量清蛋白尿是指超过正常水平，但低于常规试带法可检出范围的清蛋白尿液。

（一）检测原理

尿微量清蛋白检测方法有免疫标记法（放免法、酶联免疫吸附法、时间分辨荧光法等）或免疫比浊法（散射比浊法、透射比浊法）。

放射免疫技术包含放射免疫分析及免疫放射分析。

放射免疫分析（RIA）：为免疫竞争抑制法，即以放射性核素标记清蛋白（Ag）与被测标本中未标记清蛋白竞争清蛋白抗体（Ab），形成的标记抗原抗体复合物含量与被测清蛋白含量成反比。

免疫放射分析（IRMA）：以放射性核素标记抗体（Ab*）与被测清蛋白（Ag）直接结合，再用固相免疫吸附载体结合去除游离的标记抗体，测定的标记抗原抗体复合物含量与被测清蛋白成正比。IRMA检测灵敏度、特异性优于RIA。

酶联免疫吸附试验（ELISA）双抗体夹心法：固相载体上的清蛋白抗体（Ab）与被测清蛋白（Ag）结合，再加入酶标记清蛋白抗体（Ab*），形成Ab-Ag-Ab*复合物，加入底物后显色值与清蛋白含量成正比。

免疫比浊测定：免疫比浊测定用光学法测定免疫沉淀反应，包括速率散射比浊法和终点散射比浊法。速率散射比浊法是以羊抗AIb抗体与待测标本中的AIb发生抗原抗体反应，形成有浊度的免疫复合物，利用形成浊度速率峰值转换为所对应待测标本中 AIb 含量；而终点散射比浊法是让抗 AIb 抗体与待测标本中的 AIb 作用一定时间，使反应达到平衡后，用散射比浊仪测量其散射光值，计算待测样本中 AIb 含量。

时间分辨荧光测定：时间分辨荧光测定与 ELISA 相似，标记物为荧光素。荧光素作为标记物受血清成分、试管、仪器组件等本底荧光干扰，以及激发光源的杂色光影响，使灵敏度受限制。时间分辨荧光中以镧系元素螯合物作为荧光标记物，其具有长荧光寿命，利用荧光位移及延迟测定技术，消除了非特异本底荧光干扰，检测灵敏度达 0.2～1.0 μg/L。检测尿中清蛋白使用双抗体夹心法，固相包被抗清蛋白抗体，与加入的尿微量清蛋白结合，再加入 Eu^{3+} 标记抗清蛋白抗体，加入增强液后测荧光强度与清蛋白浓度成正比。

（二）方法学评价

化学定性、定量方法的灵敏度一般，不足以检测出尿微量清蛋白，只能选择高灵敏度的免疫学方法。尿液微量清蛋白检测的方法学评价见表 3-7。

表 3-7 尿液微量清蛋白检测的方法学评价

方法	评价
放射性核素标记法	灵敏度和特异性高，精密度和准确性好。因有放射性、批间差异、操作繁琐，现在医院实验室应用较少
酶联免疫吸附试验	灵敏度和特异性高，标记试剂稳定，无放射性危害
免疫比浊法	操作简便、快速，灵敏度和特异性高，可用于仪器自动化分析

二、β₂—微球蛋白

β₂—微球蛋白（β₂-MG）是人类白细胞抗原 I 类抗原的轻链，除成熟红细胞和胎盘滋养层细胞外，其他细胞均含β₂-MG。β₂-MG 主要由淋巴细胞产生，可通过肾小球滤过，但其中 99.9%又在近曲小管以胞饮形式重吸收，故正常人尿液中含量很少。检测β₂-MG 可用于鉴别肾小管性蛋白尿和肾小球性蛋白尿。

（一）检测原理

放射性核素标记法：放射性核素标记β₂-MG 抗原或抗体，与被测β₂-MG

竞争或结合，定量检测β_2-MG 含量。

ELISA 双抗体夹心法：固相β_2-MG 抗体及酶标记β_2-MG 分别与被测β_2-MG 结合，形成 Ab-Ag-Ab* 复合物，加入底物后显色值与β_2-MG 含量成正比。

免疫比浊法：速率散射比浊法，在特种蛋白分析仪上测定。激光照射在抗原抗体复合物上发生光散射，散射光强度与复合物含量成正比，即待测β_2-MG 含量越高，形成复合物越多，散射光越强。

胶乳增强散射免疫测定：检测原理基本同免疫比浊法，只是将抗β_2-MG 致敏在胶乳颗粒上，与待测β_2-MG 结合形成较大的抗原抗体复合物，使散射光增强，提高检测的灵敏度。

（二）方法学评价

β_2-微球蛋白检测的方法学评价见表 3-8。

表 3-8　β_2-微球蛋白检测的方法学评价

方法	评价
放射性核素标记法	灵敏度高，因有放射性、试剂盒的稳定性及批间差异、操作步骤繁琐等问题，现在医院实验室应用较少
ELISA 双抗体夹心法	操作简便，灵敏度和特异性高且便于定量
免疫比浊法	操作简便、测定时间快，透射比浊法可以在自动分析仪上操作

（三）质量控制

β_2-MG 检测要采集随机尿或 24 h 尿标本。由于β_2-MG 在酸性尿液中极易破坏，因此尿液标本采集后应立即测定，若需要保存，需要将尿液的 pH 值调节至 6.5～7.0，并冷冻保存。

（四）参考值

尿液β_2-微球蛋白检测结果：0.03～0.37 mg/L 或 370 µg/24 h。

三、α_1-微球蛋白

α_1-微球蛋白（α_1-MG）是相对分子质量为 26000～36000 的蛋白质。α_1-MG 能自由通过肾小球滤过膜，极大部分在近曲小管重吸收并分解代谢。

对于α_1-MG，目前主要采用放射免疫测定法进行检测。

（一）检测原理

放射性标记物 $^{125}\alpha_1$-MG 和待测标本（或标准品）中的α_1-MG，与不足量的α_1-MG 抗体竞争结合。反应平衡后，加入分离剂进行 B/F 分离，检测结合部分（B）cpm 值，以 B/B_0 为参数制作标准曲线，即可求得标本中α_1-MG 的浓度。

（二）参考值

尿液α_1一微球蛋白检测结果：0.94～3.34 mg/24 h。

四、脂肪尿和乳糜尿

尿液中有脂肪小滴称为脂肪尿，尿液中含有淋巴液（乳糜微粒及蛋白质）而外观呈牛奶状的尿液称为乳糜尿，乳糜尿同时混有血液称为乳糜血尿。正常情况下尿液中无淋巴液成分，当泌尿系统淋巴管因阻塞、压迫、曲张而破裂时，乳糜液流入尿中产生乳糜尿。

（一）检测原理

根据脂肪可溶于乙醚的特性，用乙醚等有机溶剂按一定比例与尿液混合抽提乳糜微粒、脂肪小滴，再用脂溶性染料苏丹III对乙醚提取物进行染色，萃取物染色后涂片，镜下若见大小不等的橘红色球形脂肪小滴，即可判定为乳糜定性阳性。

（二）方法学评价

肉眼观察难以区分乳糜尿和非晶形磷酸盐尿或尿酸盐尿，但两者可用加热、加酸的方法予以鉴别。乙醚抽提加苏丹III染色方法是乳糜尿定性确证试验。

（三）质量控制

检测前的标本采集十分重要，要求尿液新鲜并及时送检。检测中应按照标准操作规程进行操作，注意尿液乙醚的混合体积比例和采集抽提层乳糜微粒的恰当位置。检测后应认真审核报告，及时与临床人员沟通。

（四）参考值

正常尿液检测结果：阴性。

第四章 肾功能检验

第一节 概 述

　　肾脏是人体的主要排泄器官，具有重要的生理功能。肾脏通过生成尿液排泄非挥发性代谢废物和异物，维持体内水、电解质和酸碱平衡，调节细胞外液量和渗透压，以保持机体内环境的相对稳定。各种肾脏疾病均可造成机体代谢紊乱，并导致血液和尿液生物化学的改变。因此，肾脏功能的检验是肾脏疾病诊断和治疗的重要指标。

一、肾脏的功能

　　（一）基本功能

　　1. 泌尿功能

　　肾脏最重要的功能是泌尿。通过生成尿液，肾脏不仅可以排泄机体代谢的终产物，如蛋白质代谢产生的尿素、核酸代谢产生的尿酸、肌肉肌酸代谢产生的肌酐和血红素的降解产物等，还可将摄入量超过机体需要的物质，如水、电解质等和进入体内的外源性异物，如绝大部分药物、影像学检查的造影剂和毒物等排出体外，同时调节体内水、电解质、酸碱平衡，维持机体内环境质和量的相对稳定，保证生命活动的正常进行。

　　2. 内分泌功能

　　肾脏分泌的激素包括血管活性物质和非血管活性物质。前者包括肾素、前列腺素、缓激肽等，参与全身血压和水、电解质代谢的调节。后者包括 1,25－二羟维生素 D_3 和促红细胞生成素等。此外，肾脏是许多肽类激素和内源性活性物质的降解场所，如胰岛素、胰高血糖素、甲状旁腺激素、催乳素、生长激素、胃蛋白酶和舒血管肠肽等。

3．其他

（1）参与氨基酸和糖代谢。

（2）维持血压。

（二）滤过功能

肾小球滤过功能是指当血液流过肾小球毛细血管网时，血浆中的水和小分子溶质，包括分子量较小的血浆蛋白，通过滤过膜滤入肾小囊形成原尿。原尿除了不含血细胞和部分血浆蛋白，其余成分和血浆相同。

1．肾小球滤液的生成机制及影响因素

决定肾小球滤过作用的主要因素如下：结构基础为肾小球滤过膜滤过面积和通透性；动力基础为有效滤过压；物质基础为肾血流量。

（1）肾小球滤过膜滤过面积和通透性：人体两侧肾单位总数达 200 万个，总滤过面积约 1.5 m^2，十分有利于滤过。肾小球滤过膜的独特结构使之具有一定的孔径和电荷选择性，既对小分子物质有极高的通透性，又对大分子物质有高度的截留作用。在滤过膜的三层结构中，内层为毛细血管的内皮细胞层，细胞间连接疏松，形成大量的圆形窗孔，孔径 40～100 nm，血细胞不能通过，而对血浆蛋白几乎不起屏障作用；中间为非细胞性的基膜层，是由微纤维织成的网状结构，网孔直径 4～8 nm，由于基底膜本身的伸展性较大，除水及部分小分子溶质可以通过外，分子量较小的血浆蛋白有时也能通过，这是滤过膜的主要屏障；外层是肾小囊上皮细胞，由突起的足细胞构成，网孔直径约 7 nm，是滤过膜的最后一道屏障。

（2）有效滤过压：有效滤过压由三种力组成，根据三种力作用方向的不同，可列出下式：肾小球有效滤过压＝肾小球毛细血管血压－（血浆胶体渗透压+囊内压）。

（3）肾血流量：肾脏的血液供应十分丰富，正常人安静时的肾血流量（RBF）约为 1200 mL/min，相当于心排血量的 20%～25%。

2．滤过功能的调节

肾小球的滤过功能主要受肾血流量及肾小球有效滤过压的调节。肾血流量的调节既能适应肾脏泌尿功能的需要，又能与全身的血液循环相配合，前者主要靠自身调节,后者主要靠神经调节和体液调节,尤其在应激状态时,参与全身血流量的重新分配的调节,以适应整体生理活动的需要。

（三）转运功能

在泌尿过程中,肾小球滤过生成的原尿需要经肾小管和集合管进行物质转运,最后形成终尿。物质转运过程包括肾小管的重吸收和肾小管、集合管排泌。

1. 肾小管的重吸收

肾小管重吸收的方式可分为主动重吸收和被动重吸收。主动重吸收是指肾小管上皮细胞将肾小管液中的溶质逆浓度差或电位差转运到管周组织液的过程。一般机体所需要的物质,如葡萄糖、氨基酸、Cl^-、Na^+、K^+、Ca^{2+}等,都是主动重吸收。被动重吸收是指肾小管液中的溶质顺浓度差或电位差进行扩散,以及水在渗透压差作用下进行渗透,从管腔转移至管周组织液的过程,如尿素和水。成人每天生成的原尿量约有 180 L,但终尿量每天只有 1.5 L 左右,肾小管的重吸收量可达 99%。

2. 肾小管、集合管的排泌

肾小管、集合管的排泌有主动和被动两个过程。酚红、青霉素、碘锐特及对氨基马尿酸等进入机体的异物,均可借助同一组酶系主动排泌。被动排泌的物质有弱碱（氨、奎宁等）、弱酸（水杨酸等）,以及 Na^+ 重吸收偶联的 H^+、K^+ 排泌和非离子型扩散。肾小管和集合管转运功能的调节,主要是神经和体液因素（血管升压素和醛固酮）对肾小管上皮细胞重吸收水分和无机离子的影响,这对保证体内水和电解质的动态平衡、血浆渗透压及细胞外血容量等的相对恒定均有重要意义。

二、肾功能的实验室检查

肾功能试验能反映患者的肾功能状况,并对肾脏受损部位提供有价值的证据。可是肾脏具有强大的贮备力。一方面,可能肾功能试验结果正常,却存在着相当程度的肾脏病理变化;另一方面,也可能肾功能试验明显改变,却由肾外病理因素所致。因此,实验室检查必须结合具体病例进行分析,才能获得可靠的结论。此外,定期复查肾功能,观察其动态变化,对估计预后有一定意义。

（一）影响因素

一般而言，肾功能试验可受到肾前病因、肾脏病因或肾后病因的影响。

1．肾前病因

可使肾功能明显减退的因素如下。

（1）严重脱水，如严重烧伤、幽门梗阻、肠梗阻、长期腹泻等。

（2）休克，如严重失血，特别是胃肠道出血等。

（3）心力衰竭，心排血量不足，影响肾血液供应等。

2．肾脏病因

肾脏病因既可影响到肾小球滤过率，如肾小球肾炎，也可影响到肾小管的重吸收和分泌功能，如慢性肾炎、慢性肾盂肾炎。此外，肾脏本身的血管系统的病变也可减少血流量而影响肾功能结果。

3．肾后病因

有尿路阻塞，如前列腺肥大、尿路结石、膀胱肿瘤等引起的肾功能减退。

（二）检查项目

肾功能试验一般分为两大类。

1．一般肾功能试验

（1）尿常规：尿比重、折射率和渗透量测定，尿蛋白、管型和细胞计数。

（2）浓缩试验和稀释试验。

（3）染料排泄试验，如酚红排泄试验。

（4）血中非蛋白氮测定。

（5）其他生物化学检查。

2．肾脏清除功能试验

（1）反映肾小球滤过率的清除试验：①内生肌酐清除试验。②菊粉清除试验。③尿素清除试验。

（2）反映肾小管分泌功能或肾血流量清除试验。

（3）过滤比例，即肾小球滤过率和肾血浆流量之比。

（4）肾小管功能试验，即肾小管最大回收量和肾小管最大分泌量。

第二节　肾小球滤过功能检验

　　肾小球的主要功能为滤过作用，反映其滤过功能的客观指标主要是肾小球滤过率（GFR）。正常成人每分钟流经肾的血液量为 1200～1400 mL，其中血浆量为 600～800 mL，有 20%的血浆经肾小球滤过后，产生的滤过液为 120～160 mL/min。在单位时间内（min）经肾小球滤出的血浆液体量，称肾小球滤过率。为测定肾小球滤过率，临床上设计了各种物质的血浆清除率试验。

　　肾清除率指肾在单位时间（min）内将若干毫升血浆中所含的某物质全部清除的能力，结果以 mL/min 表示，计算公式为如下。

$$\text{清除率} = \frac{\text{某物质每分钟在尿中排出的总量}}{\text{某物质在血浆的浓度}} \quad \text{或} \quad C = \frac{U \times V}{P}$$

　　式中，C 为清除率（mL/min），U 为尿中某物质的浓度（g/L），V 为每分钟尿量（mL/min），P 为血浆中某物质的浓度（g/L）。利用清除率可分别测定肾小球滤过率、肾血流量、肾小管对各种物质的重吸收和分泌作用。各种物质经肾排出的方式大致分四种：第一，全部由肾小球滤出，肾小管不吸收、不分泌，如菊粉，可作为肾小球滤过率测定的理想试剂，能完全反映肾小球滤过率；第二，全部由肾小球滤过并被肾小管排泌，如尿素、肌酐等，但它们不像菊粉消除率能准确反映肾小球滤过率；第三，全部由肾小球滤过后又被肾小管全部吸收，如葡萄糖，可用于肾小管最大吸收率测定；第四，除肾小球滤出外，大部分通过肾小管周围毛细血管向肾小管分泌后排出，如对氨马尿酸、碘锐特，可作为肾血流量测定试剂。

一、内生肌酐清除率测定

（一）原理

肌酐是肌酸的代谢产物，在成人体内含肌酐约 100 g，其中 98%存在于肌肉，每天约更新 2%，肌酸在肌酸激酶作用下，形成带有高能键的磷酸肌酸，为肌肉收缩时的能量来源和储备形式，磷酸肌酸放出能量经脱水而变为肌酐，由肾排出，人体血液中肌酐的生成可有内源性和外源性两种，如在严格控制饮食条件和肌肉活动相对稳定的情况下，血浆肌酐的生成量和尿的排出量较恒定，其含量的变化主要受内生肌酐的影响，而且肌酐大部分是从肾小球滤过，不被肾小管重吸收，排泌量很少，故单位时间内，肾把若干毫升血浆中的内生肌酐全部清除出去，称为内生肌酐清除率（Ccr）。

（二）方法

患者连续进食低蛋白饮食 3 d，每日蛋白质摄入量应少于 40 g，并禁食肉类（无肌酐饮食），试验当日不要饮茶或咖啡，停止用药，避免剧烈运动。

于第 4 天早晨 8:00 将尿液排净，然后收集 24 h 尿液，并加入甲苯 4～5 mL 以防腐。在 4 d 内（任何时候均可）采取抗凝血 2～3 mL，与 24 h 尿同时送检。

测定尿及血浆中肌酐浓度，并测定 24 h 尿量。

（三）计算

应用下列公式计算 24 h 的内生肌酐清除率。

$$24\ h\ 内生肌酐清除率（\%）=\frac{尿肌酐浓度（\mu mol/L）\times 24\ h\ 尿量（L）}{血浆肌酐浓度（\mu mol/L）}\times 100\%$$

因在严格控制条件下，24 h 内血浆和尿液肌酐含量较恒定。为了临床应用方便，用 4 h 尿及空腹一次性取血进行肌酐测定，先计算每分钟尿量（mL），再按下列公式计算清除率。

$$每分钟肌酐清除率（\%）=\frac{尿肌酐浓度（\mu mol/L）\times 每分钟尿量（mL）}{血浆肌酐浓度（\mu mol/L）}\times 100\%$$

由于每个人肾的大小不尽相同，每分钟排尿能力也有所差异，为排除这种个体差异，可进行体表面积的校正，因每人的肾大小与其体表面积成正比，可代入以下公式酌情参考应用。

$$矫正清除率（\%）=\frac{实际清除率\times 标准体表面积（1.73\ m^2）}{受试者的体表面积}\times 100\%$$

（四）体表面积计算

应用下列公式计算体表面积：

$$A=H^{0.725}\times W^{0.425}\times 71.84$$

式中，A 为体表面积（cm²），H 为身高（cm），W 为体重（kg）。

二、菊粉清除率测定

（一）原理

菊粉是由果糖构成的一种多糖体，静脉注射后，不被机体分解、结合、利用和破坏。因其分子量小，为 5000，它可自由地通过肾小球，既不被肾小管排泌，也不被其重吸收，故能准确反映肾小球滤过率。

（二）方法

试验时患者保持空腹和静卧状态。

晨 7:00 饮 500 mL 温开水，放入留置导尿管，使尿液不断流出。

7:30 取 10 mL 尿液和 4 mL 静脉血作为空白试验用，接着静脉输入溶于 150 mL 生理盐水的菊粉 5 g。溶液需要加温到 37 ℃，在 15 min 内输完，然后再以菊粉 5 g 溶于 400 mL 温生理盐水中进行维持输液，以 4 mL/min 的速度输注。

8:30 将导尿管夹住，8:50 取静脉血 4 mL，随后放空膀胱，测定尿量。用 20 mL 温生理盐水冲洗膀胱，并注入 20 mL 空气，使膀胱内的流体排尽，将排出的液体加入尿液标本内。充分混匀后取出 10 mL 进行菊粉含量测定。

9:10 第 1 次重复取血和尿标本，9:30 第 2 次重复取血和尿标本。

将取 4 次血与尿标本测定其菊粉含量。按下列公式进行计算。

$$\frac{尿的菊粉含量}{血浆菊粉含量\times 稀释倍数\times 尿量（mL）}\times 100\%稀释倍数=\frac{实际尿量+冲洗液量}{实际尿量}$$

（三）参考值

菊粉清除率测定参考值：2.0～2.3 mL/s。

三、尿素清除率测定

尿素是蛋白质代谢产生的氨在肝脏经鸟氨酸循环生成的最终产物，由肾脏排出体外。血液中的尿素通过肾小球滤过而进入肾小管。经过肾小管的尿素大部分被排出，还有一部分被肾小管重吸收而返回血流，所以尿素通过肾小球滤过并未完全被清除。尿素清除率较内生肌酐清除率要小，但仍是临床上简单而实用的肾功能试验之一。

尿素清除率随尿量多少而变。尿量越少，肾小管对尿素回收越多。尿量超过 2 mL/min 时，尿量排泄量和尿素清除率达最大值。

（一）操作

1. 标本收集

进行试验前受试者可正常饮食，但不做剧烈运动，不饮茶或咖啡。采样前嘱受试者饮水 300 mL，半小时后令其排空尿液，弃去，记录时间。1 h 后收集第 1 次尿液，令受试者务必排尽尿液，记录时间。随即采血数毫升，置抗凝管内。同时嘱受试者再饮水 300 mL。2 h 后再收集第 2 次尿液。

2. 测定

准确计量两次尿量，计算每分钟尿量（mL/min）V_1 和 V_2。对两次尿样及血浆做尿素测定（测定方法见尿素测定），分别为 U_1、U_2 和 P。

（二）计算

若 V_1 和 $V_2 > 2$ mL/min，则尿素 U 和 P 之比较稳定，且与尿量成比例。尿素最大清除率计算公式如下。

$$C_{m} = \frac{U}{P} \times V \times \frac{1.73}{A} (mL / 1.73\, m^2)$$

其中，A 为体表面积。

健康人最大清除率均数为 75 mL/（min·1.73 m²），折算为健康人清除百分率公式如下。

$$C_{m} = \frac{U}{P} \times V \times \frac{1.73}{A} \times \frac{100}{75} (\%)$$

若尿量 < 2 mL/min，则尿素标准清除率（C_s）公式如下。

$$C_s = \frac{U}{P} \sqrt{V \times \frac{1.73}{A}} [\text{mL}/(\text{min} \cdot 1.73\,\text{m}^2)]$$

健康人标准消除率均为 54 mL/（min·1.73 m²），折算为健康人清除百分率公式如下。

$$C_s = \frac{U}{P} \sqrt{V \times \frac{1.73}{A}} \times \frac{100}{54} (\%)$$

（三）参考值

尿素最大清除率（C_m）参考值为 0.58～0.91 mL（S·m²）[60～95 mL/（min·1.73 m²）]；尿素标准清除率（C_s）参考值为 0.36～0.63 m²/（S·m²）[40～65 mL/（min·1.73 m²）]。尿素清除率参考值为 60%～125%。

第三节　血清尿素检验

尿素是人体蛋白质代谢的终末产物。体内氨基酸经脱氨基作用分解成 α一酮酸和 NH_3，NH_3 在肝细胞内进入尿素循环与 CO_2 生成尿素。尿素的生成量取决于饮食蛋白质的摄入量、组织蛋白质的分解代谢和肝功能状况。生成的尿素经血液循环主要由肾脏排出，小部分经皮肤由汗液排出。经唾液、胃液、胆汁及肠液排至消化道内的尿素，绝大部分分解成 NH_3 吸收后又经肝脏合成尿素仍从肾脏排泄。

尿素的分子量小（60）。血浆中的尿素可全部从肾小球滤过，正常情况下 30%～40%被肾小管重吸收，肾小管亦可少量排泌尿素。血浆尿素浓度在一定程度上可反映肾小球的滤过功能，但只有当肾小球滤过功能下降到正常的 1/2 以上时，血浆尿素浓度才会升高，故血浆尿素测定不是反映肾小球功能损伤的灵敏指标。此外，肾外因素，如组织分解代谢加快、消化道出血、蛋白质摄食过多等都可引起血浆尿素浓度升高，因而血浆尿素测定亦不是肾功能损伤的特异指标。尽管如此，因为尿素是由肾脏排泄的低分子含氮废物的主要成分，血浆尿素浓度对慢性肾脏疾病的病程、病情观察及预后判断均有意义，且血浆尿素测定方法比较成熟、简便，所以血浆尿素测定仍是目前肾脏疾病的主要检查项目之一。

尿素的测定方法主要分为两大类：一类是利用脲酶（也称为尿素酶）水解尿素生成氨和 CO_2 进行测定，这是间接测定法。另一类是尿素与某些试剂，如丁二酮肟、二苯吡喃醇、邻苯二甲醛等直接反应，对其产物进行测定。

一、丁二酮肟法

（一）原理

在酸性反应环境中加热，尿素与二乙酰缩合成色素原二嗪化合物，称为费伦（Fearon）反应。因为二乙酰不稳定，所以通常由反应系统中的丁二酮肟与强酸作用，产生二乙酰。二乙酰和尿素反应，缩合成红色的二嗪。

（二）试剂

1．酸性试剂

在三角烧瓶中加入蒸馏水约 100 mL，然后加入浓硫酸 44 mL 及 85%磷酸 66 mL。冷却至室温，加入氨基硫脲 50 mg 及硫酸镉（$CdSO_4 \cdot 8H_2O$）2 g，溶解后用蒸馏水稀释至 1 L，置棕色瓶中冰箱保存，可稳定半年。

2．丁二酮肟溶液

称取丁二酮肟 20 g，加入蒸馏水约 900 mL，溶解后，再用蒸馏水稀释至 1 L，置棕色瓶中，贮放冰箱内可保存半年不变。

3．尿素标准贮存液（100 mm/L）

称取干燥纯尿素（MW＝60.06）0.6 g，溶解于蒸馏水中，并稀释至 100 mL，加 0.1 g 叠氮钠防腐，置冰箱内可稳定 6 个月。

4．尿素标准应用液（5 mmol/L）

取 5.0 mL 贮存液用无氨蒸馏水稀释至 100 mL。

（三）计算

应用下列公式进行计算。

$$血清尿素(mmol/L) = \frac{测定管吸光度}{标准管吸光度} \times 5$$

血清尿素氮（mg/L）＝尿素（mmol/L）×28

二、酶偶联速率法

（一）原理

尿素在脲酶催化下，水解生成氨和二氧化碳，氨在α－酮戊二酸和还原型辅酶Ⅰ存在的情况下，经谷氨酸脱氢酶（GLDH）催化生成谷氨酸，同时，还原型辅酶Ⅰ被氧化成氧化型辅酶Ⅰ。还原型辅酶Ⅰ在340 nm波长处有吸收峰，其吸光度下降的速度与待测样品中尿素的含量成正比，其反应如下。

$$尿素 + 2H_2O \xrightarrow{\text{脲酶}} 2NH_4^+ + CO_3^{2-}$$

$$NH_4^+ + \alpha\text{-酮戊二酸} + NADH + H^+ \xrightarrow{\text{GLDH}} 谷氨酸 + NAD^+ + H_2O$$

（二）试剂

pH值8.0。

脲酶8000 U/L。

还原型辅酶Ⅰ（NADH）0.3 mmol/L。

ADP 1.5 mmol/L。

Tris－琥珀酸缓冲液150 mmol/L。

谷氨酸脱氢酶（GLDH）700 U/L。

α－酮戊二酸15 mmol/L。

以上酶试剂可以自配或购买试剂盒。液体酶试剂在冰箱存放可稳定10 d，室温（15～25 ℃）下只能存放3 d。

尿素标准应用液同丁二酮肟法。

（三）计算

应用下列公式进行计算。

$$尿素(mmol/L) = \frac{测定 \nabla A / min - 空白 \nabla A / min}{标准 \nabla A / min - 空白 \nabla A / min} \times 5$$

本法适用于各种类型的自动生化分析仪，其测定程序及其参数可参照原仪器所附的说明。

三、脲酶－波氏比色法

（一）原理

测定分两个步骤，首先用脲酶水解尿素，产生 2 分子氨和 1 分子二氧化碳。然后，氨在碱性介质中与苯酚及次氯酸反应，生成蓝色的吲哚酚，此过程常用硝普钠催化反应。蓝色吲哚酚的生成量与尿素含量成正比，在 630 nm 波长比色测定。

（二）试剂

1．显色剂

苯酚 10 g，硝普钠（含 2 分子水）0.05 g，溶于 1000 mL 去氨蒸馏水中，存放于冰箱中，可保存 60 d。

2．碱性次氯酸钠溶液

NaOH 5 g 溶于去氨蒸馏水中，加安替福民 8 mL（相当于次氯酸钠 0.42 g），再加蒸馏水至 1000 mL，置棕色瓶内冰箱存放，稳定 2 个月。

3．脲酶贮存液

脲酶（比活性 3000～4000 U/g）0.2 g，悬浮于 20 mL 50%（V/V）甘油中，置冰箱内可保存 6 个月。

4．脲酶应用液

脲酶贮存液 1 mL 加 10 g/L EDTA·2Na 溶液（pH 值 6.5）至 100 mL，置冰箱内保存可稳定 1 个月。

（三）计算

应用下列公式进行计算。

$$尿素(mmol/L) = \frac{测定管吸光度}{标准管吸光度} \times 5$$

（四）参考值

尿素参考值 2.9～8.2 mmol/L。

第四节　血清肌酐检验

肌酐是一种低分子量含氮化合物，分子量为 116。它是肌酸脱水或磷酸肌酸脱磷酸的产物，肌酸由精氨酸、甘氨酸和蛋氨酸在肝脏和肾脏中合成，经由血液循环，在肌肉组织中以肌酸及肌酸磷酸的形式存在。肌酐是小分子物质，可以顺利通过肾小球滤过，在原尿中肾小管基本上不重吸收，近曲小管尚能分泌，尤其是当血浆肌酐浓度升高时，肾小管对肌酐的分泌作用明显增强。因此，血浆肌酐浓度及尿液肌酐排泄量是肾小球滤过功能的有用指标。

肌酐的测定方法有两大类，即化学方法和酶学方法。大多数化学方法是根据 1886 年 Jaffe 建立的碱性苦味酸反应（Jaffe 反应），肌酐与苦味酸反应生成橘红色的化合物。许多化合物加蛋白质、葡萄糖、维生素 C、丙酮、乙酰乙酸等也可生成 Jaffe 样色原，故 Jaffe 反应并非仅对肌酐特异，但根据肌酐与非肌酐物质的 Jaffe 反应动力学特点，利用"窗口期"肌酐动力学反应，可有效地提高测定特异性，操作简便，适用于各种自动分析仪。肌酐测定的方法主要有三种类型：第一，肌酐氨基水解酶法（也叫肌酐酶法）；第二，肌氨酸氧化酶法；第三，肌酐亚氨基水解酶法（肌酐脱氨酶）。酶学方法特异性高，结果准确，适用于各种自动分析仪。

一、肌氨酸氧化酶法

（一）原理

样品中的肌酐在肌酐酶的催化下水解生成肌酸。在肌酐酶的催化下肌酸水解产生肌氨酸和尿素。肌氨酸在肌氨酸氧化酶的催化下氧化成甘氨酸、甲醛和 H_2O_2，最后偶联 Trinder 反应，比色法测定。

（二）试剂

1．试剂 1

三羟甲基甲胺基丙磺酸（TAPS）缓冲液（pH 值 8.1）30 mmol/L。

肌酸酶（微生物）≥333 μKat/L。

肌氨酸氧化酶（微生物）≥333 μKat/L。

维生素 C 氧化酶（微生物）≥333 μKat/L。

羟基甲苯磺酰碘苯（HTIB） 5.9 mmol/L。

2．试剂 2

TAPS 缓冲液（pH 值 8.0）50 mmol/L。

肌酸酶（微生物）≥500 μKat/L。

过氧化物酶（辣根）≥16.7 μKat/L。

4－氨基安替比林 2.0 mmol/L。

亚铁氰化钾 163 μm/L。

3．肌酐校准物

（三）计算

应用下列公式进行计算。

$$血清肌酐（μmol/L）= \frac{A_{U2} - A_{U1}}{A_{S2} - A_{S1}} \times 校准物浓度（μmol/L）$$

（四）参考值

1．男性参考值

59～104 μmol/L。

2．女性参考值

45～84 μmol/L。

二、去蛋白终点法

（一）原理

血清（浆）中的肌酐与碱性苦味酸盐反应，生成黄色的苦味酸肌酐复合物，在 510 nm 波长比色测定。

（二）试剂

1. 0.04 mol/L 三硝基苯酚溶液

三硝基苯酚（AR）9.3 g，溶于 500 mL 80 ℃蒸馏水中，冷却至室温。加蒸馏水至 1 L，用 0.1 mol/L 氢氧化钠滴定，以酚酞作为指示剂。根据滴定结果，用蒸馏水稀释至 0.04 mol/L，贮存于棕色瓶中。

2. 0.75 mol/L 氢氧化钠

氢氧化钠（AR）30 g，加蒸馏水使其溶解，冷却后用蒸馏水稀释至 1 L。

3. 35 mmol/L 钨酸溶液

①取聚乙烯醇 1 g 溶解于 100 mL 蒸馏水中，加热助溶（不要煮沸），冷却。②取钨酸钠 11.1 g 溶解于 300 mL 蒸馏水中，使完全溶解。③取 300 mL 蒸馏水慢慢加入 2.1 mL 浓硫酸，冷却。于 1 L 容量瓶中将①液加入②液中，再与③液混匀，再加蒸馏水至 1 L，置室温中保存，至少稳定 1 年。

4. 10 mmol/L 肌酐标准贮存液

肌酐（MW113.12）113 g 用 0.1 mol/L 盐酸溶解，并移入 1 L 容量瓶中，再以 0.1 mol/L 盐酸稀释至 1 L，保存于冰箱内，稳定 1 年。

5. 10 μmol/L 肌酐标准应用液

准确吸取 10 mmol/L 肌酐标准贮存液 1.0 mL，加入 1 L 容量瓶内，以 0.1 mol/L 盐酸稀释至 1 L，贮存于冰箱内。

（三）计算

应用下列公式进行计算。

$$血清（浆）肌酐（μmol/L）= \frac{标准管吸光度}{测定管吸光度} \times 100$$

$$尿液肌酐（μmol/L）= \frac{测定管吸光度}{标准管吸光度} \times 100 \times 200 \times 24h 尿量（L）$$

（四）参考值

1. 男性参考值

44～133 μmol/L（0.5～1.5 mg/dL）。

2．女性参考值

70～106 µmol/L（0.8～1.2 mg/dL）。

三、速率法

（一）原理

肌酐的化学速率法测定是根据肌酐与碱性三硝基苯酚反应生成橘红色的三硝基苯酚肌酐复合物的反应速率。该反应拟一级反应动力学。在碱性反应环境中，样品中的肌酐或干扰物质和三硝基苯酚的反应速度不同，选择适宜的速率监测时间，可以提高肌酐测定的特异性。

（二）试剂

0.04 mol/L 三硝基苯酚溶液。

0.32 mol/L 氢氧化钠溶液。

碱性三硝基苯酚溶液：根据工作用量，将 0.04 mol/L 三硝基苯酚和 0.32 mol/L 氢氧化钠等体积混合，可加适量的表面活性剂（如 Triton-X-100），放置 20 min 以后即可应用。

100 µmol/L 肌酐标准应用液。

（三）计算

应用下列公式进行计算。

$$肌酐（µmol/L）= \frac{A_{2测定} - A_{1测定}}{A_{2测定} - A_{1测定}} \times 100$$

（四）参考值

1．男性参考值

62～115 µmol/L（0.7～1.3 mg/dL）。

2．女性参考值

53～97 µmol/L（0.6～1.1 mg/dL）。

第五节　血清尿酸测定

尿酸（UA）是核酸（RNA 与 DNA）的分解代谢产物，嘌呤碱经水解、脱氨、氧化等作用生成的最终产物，经肾脏排出。当嘌呤代谢紊乱时，血中尿酸浓度增高，并以钠盐的形式沉着于关节、耳垂、皮肤，可引起结节和关节痛，临床上称为痛风。正常成年人每日尿液排泄量约 210 mg/24 h，如尿酸含量增高，可在泌尿道沉淀而形成结石。

尿酸的测定方法有尿酸氧化酶法、磷钨酸还原法和高效液相色谱法（HPLC）。干化学方法也是应用尿酸氧化酶的方法。尿酸氧化酶法分为一步法和偶联法，目前最流行的方法是尿酸氧化酶－过氧化物酶反应体系。该法灵敏且不需要去蛋白，主要干扰物质是维生素 C 和胆红素，而在反应体系中加入维生素 C 氧化酶和胆红素氧化酶可以消除这两种物质的干扰。HPLC 方法利用离子交换树脂柱将尿酸纯化，在 293 nm 检测柱流出液的吸光度，计算尿酸浓度。

一、尿酸氧化酶－过氧化物酶偶联法

（一）原理

尿酸在尿酸氧化酶催化下，氧化生成尿囊素和过氧化氢。过氧化氢与 4－氨基安替比林（4-AAP）和 3,5－二氯-2-羟基苯磺酸钠（DHBS）在过氧化物酶的作用下，生成有色物质（醌亚胺化合物），其色泽与样品中尿酸浓度成正比。反应式如下所示。

$$\text{尿酸} + O_2 + H_2O \xrightarrow{\text{尿酸氧化酶}} \text{尿囊素} + CO_2 + H_2O_2$$
$$2H_2O_2 + 4-AAP + DHBS \xrightarrow{\text{过氧化物酶}} \text{有色物质} + H_2O$$

（二）试剂

1. 酶混合试剂

试剂成分在反应液中的参考浓度：

尿酸氧化酶 160 U/L。

过氧化物酶 1500 U/L。

4-AAP 0.4 mmol/L。

DHBS 2 mmol/L。

磷酸盐缓冲液（pH 值 7.7）100 mmol/L。

以上各试剂为混合干粉试剂，在应用前用蒸馏水复溶，加水量根据干粉的分量而决定，复溶后的试剂在室温可稳定 48 h，在 2～6 ℃可稳定 2 周，若发现干粉受潮结块或有颜色出现及复溶后与定值质控血清测定值不符，说明试剂已变质，应弃去不用。

2．300 μmol/L 尿酸标准应用液

（三）计算

应用下列公式进行计算。

血清尿酸（μmol/L）=测定管吸光度/标准管吸光度×300

（四）参考值

1．男性参考值

208～428 μmol/L。

2．女性参考值

155～357 μmol/L。

二、磷钨酸还原法

（一）原理

无蛋白血滤液中的尿酸在碱性溶液中被磷钨酸氧化成尿囊素及二氧化碳，磷钨酸在此反应中则被还原成钨蓝。钨蓝的生成量与反应液中尿酸含量成正比，可进行比色测定。

（二）试剂

1．磷钨酸贮存液

称取钨酸钠 50 g，溶于约 400 mL 蒸馏水中，加浓磷酸 40 mL 及玻璃珠数

粒，煮沸回流 2 h，冷却至室温，用蒸馏水稀释至 1 L，贮存在棕色试剂瓶中。

2．磷钨酸应用液

取 10 mL 磷钨酸贮存液，以蒸馏水稀释至 100 mL。

3．0.3 mol/L 钨酸钠溶液

称取钨酸钠（$Na_2WO_4 \cdot 2H_2O$，MW329.86）100 g，用蒸馏水溶解后并稀释至 1 L。

4．0.33 mol/L 硫酸

取 18.5 mL 浓硫酸加入 500 mL 蒸馏水中，然后用蒸馏水稀释至 1 L。

5．钨酸试剂

在 800 mL 蒸馏水中，加入 50 mL 0.3 mol/L 钨酸钠溶液、0.05 mL 浓磷酸和 50 mL 0.33 mol/L 酸，混匀，在室温中可稳定数月。

6．1 mol/L 碳酸钠溶液

称取 106 g 无水碳酸钠，溶解在蒸馏水中，并稀释至 1 L，置塑料试剂瓶内，如有浑浊，可过滤后使用。

7．6.0 mmol/L 尿酸标准贮存液

取 60 mg 碳酸锂（AR）溶解在 40 mL 蒸馏水中，加热至 60 ℃，使其完全溶解，精确称取尿酸（MW168.11）100.9 mg，溶解于热碳酸锂溶液中，冷却至室温，移入 100 mL 容量瓶中，用蒸馏水稀释至刻度，贮存在棕色瓶中。

8．300 μmol/L 尿酸标准应用液

在 100 mL 容量瓶中，加尿酸标准贮存液 5 mL，加乙二醇 33 mL，然后以蒸馏水稀释至 100 mL。

（三）计算

应用下列公式进行计算。

血清尿酸（μmol/L）=测定管吸光度/标准管吸光度×300

（四）参考值

1．男性参考值

262～452 μmol/L（4.4～7.6 mg/dL）。

2．女性参考值

137～393 μmol/L（2.3～6.6 mg/dL）。

第六节 血清胱抑素 C 测定

胱抑素 C 是一种小分子蛋白质（相对分子质量仅为 13000），其血清浓度与肾小球滤过率（GFR）密切相关，可作为肾小球滤过功能的指标。近年来，有关胱抑素 C 测定的临床应用及方法报道日渐增多，充分肯定了其临床应用价值。

一、原理

血清中胱抑素 C 与超敏化的抗体胶乳颗粒反应，产生凝集，使反应溶液浊度增加。其浊度的增加值与血清中胱抑素 C 的浓度成正比，可在波长 570 nm处监测吸光度的增加速率，并与标准品对照，计算出胱抑素 C 的浓度。

二、试剂

试剂 1：三羟甲基氨基甲烷缓冲液。
试剂 2：抗人胱抑素 C 多克隆抗体乳胶颗粒悬浊液。
胱抑素 C 标准品。

三、样品

血清或血浆（EDTA 或肝素抗凝）。室温（25 ℃）保存可以稳定 6 d，密封 4 ℃可稳定 12 d。-80 ℃可稳定 14 个月以上。

四、操作

主要参数：透射比浊法，反应温度 37 ℃，主波长 570 nm，次波长 800 nm，详细参数设定应根据自动分析仪和试剂盒说明书。

血清 3 μL，加入 125 μL 试剂 1 混匀，孵育 5 min，再加入 125 μL 试剂 2 混匀。延迟时间 60 s，检测时间 90 s，记录吸光度增高速率（ΔA/min）。

五、计算

血清样品的 ΔA/min，从校正曲线上查出胱抑素 C 的浓度（mg/L）。

六、校正曲线

试剂盒配套的高中低浓度的标准品，稀释成系列浓度，按照操作方法进行测定，读取各浓度标准管的 ΔA/min，与相应的胱抑素 C 浓度绘制校正曲线。

七、参考值

血清胱抑素 C 测定参考值：0.59～1.03 mg/L。

第五章　羊水检验

妊娠期羊膜腔内的液体称为羊水，其主要功能是保护母体和胎儿。妊娠初期的羊水主要是母体血浆经胎膜进入羊膜腔的漏出液，也可通过未角化的胎儿皮肤及胎盘表面的羊膜而产生，其成分与母体血浆相似，只是蛋白质和钠浓度偏低。妊娠中期以后，胎儿的尿液则成为羊水的主要来源，使其渗透压逐渐降低，而尿酸、肌酐和尿素的含量逐渐增高。母体、胎儿和羊水之间通过不断的液体交换，维持着羊水量的动态平衡。母体与胎儿、羊水主要通过胎盘和胎膜进行液体交换；羊水与胎儿主要通过胎儿的消化道、呼吸道、泌尿道和角化前皮肤进行液体交换，但其交换量较少。

羊水中98%～99%是水分，1%～2%是溶质，50%的溶质是有机物，另外的50%为无机盐，此外，还有极少量的细胞成分。

目前，羊水检验被公认为一种安全、可靠的诊断方法，在妊娠不同时期进行羊水检验，对产前诊断染色体异常、先天性代谢障碍、神经管缺陷等先天性或遗传性疾病，协助诊断与治疗母婴血型不合，检查胎儿成熟度及宫内感染等具有重要意义，对降低围产儿死亡率和减少患有遗传性疾病胎儿的出生也具有重要作用。

第一节　标本采集与处理

羊水标本多由临床医师通过羊膜腹腔穿刺获得。标本量一般为20～30 mL，采集后立即送检。羊水采集后存放于无菌的刻度离心管内，1200 r/min离心5 min，在无菌条件下，分离上清液和细胞层（保留0.5 mL羊水－细胞层），上清液可供化学和免疫学检验。

羊水检验结果的准确与否首先与标本采集的准确与否有密切关系。因此，标本采集时应注意采集的时机和并发症等，见表 5-1。

表 5-1　羊水标本采集的注意事项及评价

注意事项	评　价
确定进针的位置	采集标本前应对孕妇进行腹部超声检查，确定胎儿的位置，以明确穿刺时进针的位置
羊水采集的时机	在妊娠 16～20 周，此时胎儿小、羊水多（170～500 mL），不易损及胎儿，且采集标本量仅为 20 mL，不会引起宫腔骤小而造成流产
诊断遗传性疾病	妊娠 16～20 周穿刺
诊断 Rh 溶血性	妊娠 26～36 周穿刺
评估胎儿成熟度	妊娠 35～42 周穿
羊膜腔穿刺并发症	羊膜炎、胎盘早剥、流产和穿刺损伤等

第二节　羊水理学检验

一、羊水量

正常妊娠时，随着妊娠时间增加，羊水量逐渐增加，以达到保护胎儿的目的。羊水量的检测方法有 3 种，其评价见表 5-2。

表 5-2　羊水量的检测方法与评价

方法	评　价
直接测量法	破膜后直接留取羊水测定其量，但此法对某些疾病不能做出早期诊断
超声诊断法	以测定最大羊水暗区垂直深度和羊水指数法表示羊水量
标记法	将已知剂量的对氨基马尿酸钠等标志物注入羊膜腔内，根据标志物的稀释度间接换算出羊水量

羊水量参考值。妊娠 8 周：5 mL。妊娠 10 周：30 mL。妊娠 20 周：400 mL。妊娠 38 周：1000mL。足月妊娠：800 mL。过期妊娠：<300 mL。

二、羊水泡沫试验

（一）检测原理

羊水泡沫试验，也称振荡试验，是间接估计羊水中磷脂含量的方法。羊水中的肺泡表面活性物质饱和磷脂是既亲水又亲脂的两性界面物质，其在乙醇中振荡后形成的泡沫可维持数小时，并可在气液界面出现环绕试管边缘的稳定泡沫层。羊水中的蛋白质、胆盐、游离脂肪酸及不饱和磷脂也能形成泡沫，但乙醇能消除这些物质所形成的泡沫。羊水泡沫试验主要用于判断胎儿肺成熟程度。卵磷脂与鞘磷脂是肺表面活性物质的主要成分，是观察胎儿肺成熟的重要指标。

（二）方法学评价

胎儿肺成熟度的检测方法有卵磷脂/鞘磷脂（L/S）比值、羊水泡沫试验、羊水吸光度、羊水微黏度、叩击试验、羊水磷脂酰甘油（PG）和泡沫稳定指数（FSI）等。几种胎儿肺成熟度检测方法的评价见表 5-3。

表 5-3　胎儿肺成熟度检测方法的评价

方法	判断值	优点	缺点
羊水泡沫试验	阳性	准确、简便快速	灵敏度差，阳性率低
叩击试验	阳性	操作简便、易行	阳性率最低，对肺未成熟的预测值最低
羊水吸光度	≥0.075	简便	易受磷脂以外成分浊度的影响
FSI	≥0.47	降低泡沫试验的假阴性率	乙醇浓度和用量影响结果
L/S 比值	≥2.0	准确、假阳性极少，不受羊水量影响	需要特殊设备，血液污染时可出现假阳性
PG	阳性	最为可靠的方法，不受血液污染的影响	需要特殊的设备和条件，操作复杂、费时

（三）质量控制

1．检查时机

羊水泡沫试验在妊娠晚期进行。

2．标本处理

羊水采集后应立即进行检验，否则需要 0～4 ℃冷藏保存，以免磷脂被羊水中的酶水解，造成假阴性。

既可以用混匀的标本，也可离心后使用上清液，但不宜长时间离心，以免沉淀表面活性物质造成假阴性结果。

试管要清洁干燥、规格一致。

3．检验条件

检测温度以 20～30 ℃为准，如温度过高，泡沫消失快；反之，泡沫消失慢，均影响结果。

4．操作要求

羊水量和试剂用量、浓度要准确。为便于阳性观察，可设置阳性对照管。

（四）参考值

羊水泡沫试验阳性（稀释度为 1：1 和 1：2 的两管液面均出现泡沫环）。

第三节　羊水免疫学检验

一、甲胎蛋白

（一）检测原理

甲胎蛋白（AFP）是胎儿的一种特异性球蛋白，具有产前诊断的临床意义，并作为一种肿瘤标志物用于监测原发性肝细胞癌和滋养细胞恶性肿瘤。目前，AFP 测定方法有火箭免疫电泳法、放射火箭免疫电泳法、放射免疫法及酶联免疫吸附法。

（二）参考值

妊娠 15 周：甲胎蛋白 40 mg/L。妊娠 32 周以后：甲胎蛋白 25 mg/L。

二、胆碱酯酶

（一）检测原理

羊水含有的胆碱酯酶（ChE），依其对乙酰胆碱亲和力的不同分为拟胆碱酯酶（PChE）和乙酰胆碱酯酶（AChE）。AChE 主要来自胎儿的嗜铬细胞、神经节细胞、中枢神经细胞及肌细胞，其含量反映了神经系统的成熟度。当胎儿神经末梢未成熟时，从胎儿脑脊液和血液渗出到羊水中的 ChE 较成熟时多，故检测羊水 ChE 有助于开放性神经管缺陷的诊断。

ChE 测定采用丙酰硫代胆碱或乙酰胆碱作为底物，2—硝基苯甲酸为显色剂的速率法或终点法。AChE 测定采用聚丙烯酰胺凝胶电泳分析法。

（二）参考值

AChE＜10.43 U/L。

三、卵磷脂与鞘磷脂

（一）检测原理

卵磷脂（Lecithin，L）和鞘磷脂（Sphingomyelin，S）是胎儿肺泡表面脂类物质的主要成分，卵磷脂是维持肺泡稳定性的重要物质，并可进入羊水内。因此，常采用 L/S 比值来判断胎儿肺脏成熟度。L/S 测定常采用薄层色谱法（TLC）。

（二）参考值

L/S 比值≥2.0。

四、肌酐

（一）检测原理

羊水肌酐来自胎儿的尿液，是胎儿的代谢产物之一。随着妊娠时间的增加，胎儿肾脏发育及其功能逐渐成熟，母体血液中的肌酐通过胎盘循环，经过胎儿肾脏排泄于羊水中，故从妊娠中期开始，羊水的肌酐浓度逐渐增高。

（二）参考值

妊娠 37 周：肌酐浓度＞176.8 μmol/L。

五、睾酮

（一）检测原理

睾酮主要由睾丸、肾上腺和卵巢分泌，其主要功能是维持和促进第二性征发育。在妊娠 12～16 周时，男性胎儿羊水中的睾酮达 250 μg/L，妊娠末期达 80 μg/L。在妊娠期间，女性胎儿羊水中睾酮水平大多维持不变，多为 26～34 μg/L；在妊娠 12～18 周时，男性与女性胎儿羊水中睾酮有显著性差别，此时男性胎儿羊水中睾酮达最高水平。

（二）参考值

男性胎儿睾酮参考值：（224±11）μg/L。女性胎儿睾酮参考值：（39±2）μg/L。

六、雌三醇

（一）检测原理

妊娠期羊水中雌三醇主要来自胎儿和胎盘，且随着妊娠进展，雌三醇水平逐渐增高，妊娠 36 周后迅速增高。羊水中雌三醇水平与母体尿中雌三醇水平呈良好相关性，能更准确地反映胎儿情况及胎盘功能状态，但由于羊水动态转换较快，激素的波动也较大，常影响诊断的准确性。

（二）参考值

妊娠末期：雌三醇 0.8~1.2 mg/L。

七、葡萄糖

（一）检测原理

羊水中的葡萄糖主要来自母体，也可来自胎儿尿液。妊娠 23 周以前，葡萄糖随着妊娠时间增加而逐渐升高，至 24 周时葡萄糖达高峰。妊娠 24 周以后，由于胎儿肾脏发育成熟，肾小管对葡萄糖重吸收作用增强，胎儿尿液排出葡萄糖减少，以及胎盘通透性随着妊娠时间增加而降低，因此葡萄糖逐渐减少，至妊娠晚期，葡萄糖可降至 0.40 mmol/L 以下。

（二）参考值

葡萄糖＜0.56 mmol/L。

八、淀粉酶

（一）检测原理

羊水中的淀粉酶（AMY）来自胎儿的胰腺及唾液腺。自妊娠早期开始，AMY 逐渐升高，妊娠 37 周以后其活性增高加快，且与 L/S 比值相关。由于 AMY 不能通过胎盘，故羊水中 AMY 不受母体血清 AMY 水平的影响，因此羊水中 AMY 水平可作为判断胎儿成熟度的指标，且较其他方法更可靠。

（二）参考值

淀粉酶 300 U/L。

第四节　羊水显微镜检验

一、羊水脂肪细胞计数

（一）检测原理

羊水中的脂肪细胞是胎儿皮脂腺及汗腺脱落的细胞，羊水脂肪细胞计数是反映胎儿皮肤成熟程度的指标。随着妊娠进展，胎儿皮脂腺逐渐成熟，羊水中脂肪细胞也逐渐增多。将羊水涂片用硫酸尼罗蓝溶液染色后，显微镜下观察并计数 200～500 个细胞，计算脂肪细胞阳性率。

（二）参考值

妊娠 34 周前羊水脂肪细胞≤1%，34～38 周为 1%～10%，38～40 周为 10%～15%，40 周以后＞50%。

二、羊水快速贴壁细胞检验

（一）检测原理

正常羊水细胞需要经过 4～5 天才能贴壁生长。胎儿畸形，如神经管缺陷及脐疝时，羊水细胞仅需要 20 h 即可贴壁生长，此种细胞称为快速贴壁细胞（RAC）。RAC 之所以能快速生长是因为神经管缺陷，暴露于羊水中的细胞为神经组织中的吞噬细胞，具有贴壁生长快、活细胞贴壁率高的特点。通过计算活细胞贴壁率，来判断有无畸形。

（二）参考值

活细胞贴壁率＜4%。

第五节　羊水病原生物学检验

一、病毒

至今已知有 10 多种病毒或寄生虫能通过胎盘危害胎儿,并引起胎儿畸形、智力发育障碍、发育迟缓、早产或死胎。在引起胎儿畸形的病毒中, 以巨细胞病毒和风疹病毒的危害最大。

（一）风疹病毒

1.检测原理

检验风疹病毒的方法有病毒分离培养法、血凝抑制试验、风疹病毒特异性 IgM 测定、基因检测等；聚合酶链反应（PCR）的灵敏度高, 特异性强, 具有早期快速诊断的价值。

2.临床意义

风疹病毒是引起胎儿畸形的病毒之一, 不同妊娠期的风疹病毒感染率不同。妊娠早期的感染率明显高于妊娠晚期, 这与妊娠的不同时期胎盘屏障的变化有关。妊娠 1～2 周感染风疹病毒者, 胎儿严重畸形发生率为 30%～80%；妊娠 12～18 周感染风疹病毒者, 10%～20%的胎儿可有智力障碍和听力缺陷；妊娠 18 周以后感染风疹病毒的危害性很低。

（二）巨细胞病毒

巨细胞病毒能通过胎盘屏障感染胎儿, 在感染的潜伏期和活动期均可危及胎儿, 故世界卫生组织（WHO）已将其列为引起新生儿出生缺陷的主要病原体。其检测方法有细胞学方法、血清学方法、病毒分离法及 PCR 法。以 PCR 检查羊水巨细胞病毒, 可在感染后 6 h 做出诊断, 因此具有早期诊断价值。

二、弓形虫

检查弓形虫的方法有组织学方法和血清学方法。组织学方法可直接寻找弓形虫的滋养体、包囊或卵囊等，但应与其他寄生虫、微生物相区别。血清学方法有弓形虫染色试验、补体结合试验、间接荧光抗体试验或间接血凝试验等。目前，PCR 技术检测弓形虫 DNA 已用于临床，该方法具有灵敏度高、特异性强、简便和快速等优点，可作为早期诊断弓形虫感染的方法。

第六节　羊水检验质量控制与临床应用

一、质量控制

由于羊水检验的内容较多，因此采用较理想的检测方法和处理标本的方法，对提高检验结果的准确性是十分重要的。羊水 AFP 检测对诊断神经管缺陷阳性率可达 90%～100%。产前诊断时，检测母体血清 AFP 可作为常规筛检试验，但由于影响母体血清 AFP 的因素较多，母体血清 AFP 检测连续两次阳性时，再考虑是否进行羊水 AFP 检查。另外，如果检测 AFP 是用于诊断神经管缺陷时，那么最好再检测一项指标，如羊水胆碱酯酶等，以提高准确性。羊水胆红素检测的标本，必须在标本采集后立即置入棕色瓶或以黑纸包裹的试管中，并避光保存，以防胆红素受紫外线照射而降解。羊水泡沫试验应在采集标本后立即进行，否则，应将标本置于 4 ℃冷藏。操作时需要用力振荡，因肺泡表面活性物越多，泡沫越多，其阳性程度也越高。

二、临床应用

虽然羊水检验是一种安全、可靠的诊断方法，但是也有一定的危险性。因此，必须掌握其检验的适应证和禁忌证。

羊水检验的适应证有两类。诊断性：遗传病、高危妊娠、Rh 同种免疫、评价胎儿成熟度、评估胎儿、羊膜腔造影术。治疗性：羊水过多症、羊膜腔内注射治疗性流产。

禁忌证：妊娠小于 16 周或大于 42 周、先兆流产、稽留流产、宫内感染和盆腔感染者。

（一）产前诊断

产前诊断是指采用影像诊断学、细胞遗传学及分子生物学技术观察胎儿外形轮廓，分析胎儿染色体核型，检测胎儿细胞的遗传基因等。产前诊断是优生学的重要组成部分，其目的是预防先天性异常或遗传性疾病胎儿的出生，以及降低遗传性疾病的发生率。产前诊断的适应证见表 5-4。

表 5-4　产前诊断的适应证

危险因素	适应证
一般性危险因素	分娩时母亲年龄≥35 岁
	孕妇血清 AFP 浓度升高或降低
	血清 AFP、人绒毛膜促性腺激素（HCG）、非结合型雌三醇异常
特殊的危险因素	曾生育过残疾或染色体异常的孩子
	既往死胎或新生儿死亡史
	母亲或父亲先天性残疾
	母亲或父亲的染色体有一种平衡移位现象
	有先天性遗传疾病家族史（囊性纤维化病、代谢性疾病等）
	母亲患有疾病（糖尿病、苯丙酮尿症）
	致胎儿畸形物接触史（放射线、抗惊厥药、锂、乙醇等）
	感染（巨细胞病毒、风疹病毒、弓形虫）
种族性危险因素	珠蛋白生成障碍性贫血（地中海人、亚洲人、南美人）
	镰状细胞性贫血（非洲人、阿拉伯人、印第安人、地中海人）
	泰—萨克斯病（法裔加拿大人、犹太人）

（二）评估胎儿成熟度

胎儿成熟程度是决定高危妊娠选择合理的分娩时间和处理措施的重要依据。产前评估胎儿成熟程度的方法有超声诊断法、X 线检查法、羊水穿刺检查法等，其中以羊水穿刺检查法最安全可靠。通过检查羊水中某些指标的变化，来判断胎儿的肺脏、肝脏、肾脏和皮肤的成熟程度，以观察胎儿的生存能力。在判断胎儿成熟度的指标中，肺成熟度最能反映胎儿出生后的生存能力，故常以肺成熟度来反映胎儿成熟度。

1．肺成熟度

新生儿肺透明膜病是新生儿死亡的主要原因之一。一般情况下，在妊娠35周时胎儿肺成熟，但某些产前因素可延缓或加速肺成熟过程。肺成熟的延缓与糖尿病、严重胎儿红细胞增多症或孕妇服用苯巴比妥有关，而胎盘功能不全、羊水感染等引起的慢性胎儿窘迫可加速肺的成熟。

肺成熟度检测方法有羊水 L/S 比值、羊水泡沫试验，还有羊水吸光度测定、羊水微黏度测定、叩击试验及羊水 PG 测定等。

2．肾成熟度

常用的检测指标为羊水肌酐和葡萄糖浓度。

3．肝成熟度

常用的指标为羊水胆红素浓度。

4．唾液腺成熟度

常用的指标为羊水淀粉酶浓度。

5．皮肤成熟度

常用的指标为羊水脂肪细胞计数。

（三）诊断 TORCH 感染

TORCH 是一组病原生物的英文名称缩写，即刚地弓形虫（Toxoplasma Gondii）、其他病原微生物（Others）、风疹病毒（Rubella Virus）、巨细胞病毒（Cytomegalovirus）、单纯疱疹病毒（Herpes Simplex Virus）英文名称第一个英文字母的组合。这组病原生物常可通过胎盘传给胎儿，引起围产期感染，导致流产、死胎、早产、先天畸形和智力障碍等各种异常。因此，TORCH 感染的检验已成为许多地区孕期检验的常规项目。通过 ELISA 法等检测羊水中刚地弓形虫、风疹病毒、巨细胞病毒、单纯疱疹病毒的抗体，可以了解 TORCH 感染情况，对预防胎儿畸形、早产、胎儿发育迟缓等有积极意义。

ELISA 方法有间接 ELISA 法和捕获 ELISA 法。间接 ELISA 法易受类风湿性因子、抗核抗体的干扰，产生假阳性和假阴性结果；捕获 ELISA 法使用纯化病毒抗原和特异性单克隆抗体检测血清中的 IgM，有效地提高了反应的特异性，可避免类风湿因子、抗核抗体的干扰，临床检测效果更好，是目前实验室诊断 TORCH 近期感染的常用方法。

第六章　常用临床免疫学检验

第一节　体液免疫检验

体液免疫包括特异性体液免疫和非特异性体液免疫。前者的物质基础是抗体，后者包括补体、溶菌酶等。抗体是一组由浆细胞合成和分泌的、能与抗原特异结合的球蛋白，又称免疫球蛋白（Immunoglobulin, Ig）。它包括 IgG、IgA、IgM、IgD、IgE 五类。在体内抗体与相应抗原结合后，介导细胞吞噬、溶菌、杀菌、中和毒素等体液免疫效应。因为补体由近 20 种血清蛋白组成，所以也称补体系统。补体系统通过两条途径激活，表现出复杂的生物学效应，既参与防御、免疫调控等正常的免疫反应，同时也是免疫应答过程中引起组织损伤和炎症反应的介质。

一、免疫球蛋白 G 测定

免疫球蛋白 G（IgG）占总免疫球蛋白的 75% 左右，广泛分布于组织液中，血管内、外间隙分布大致相当。IgG 是机体抗感染的重要物质之一，也是唯一能通过胎盘的免疫球蛋白。

（一）标本采集、处理及检验方法

采静脉血 2 mL，自凝，用单向免疫扩散法、免疫比浊法检测。

（二）参考值

IgG 7.6～16.6 g/L。

二、免疫球蛋白 A 测定

免疫球蛋白 A（IgA）主要分布在外分泌液（如初乳、唾液、泪液、肠道分泌液和支气管液）中，称分泌型 IgA（SIgA）。在血液中的血清型 IgA 含量较少。IgA 在局部抗感染防御中起重要作用。

（一）标本采集、处理及检验方法

采静脉血（自凝），乳汁、唾液、粪便等，用单向免疫扩散法、免疫比浊法检测。

（二）参考值

血清 IgA：0.71～3.35 g/L。SIgA：初乳平均为 5.06 g/L，粪便平均为 1.31 g/L，唾液平均为 0.314 g/L。

三、免疫球蛋白 M 测定

免疫球蛋白 M（IgM）是在感染或免疫后最早产生的免疫球蛋白，也是成熟胎儿合成的第一类免疫球蛋白。在五类免疫球蛋白中 IgM 的分子量最大，结合补体的能力最强。IgM 主要分布在血管内。

（一）标本采集、处理及检验方法

采静脉血（自凝），用单向免疫扩散法、免疫比浊法检测。

（二）参考值

IgM 0.48～2.12 g/L。

四、免疫球蛋白 D 测定

免疫球蛋白 D（IgD）在血清中含量极微，主要存在于 B 淋巴细胞表面作为抗原的受体。当抗原与 B 淋巴细胞表面 IgD 结合时，刺激 B 淋巴细胞增殖、分化，并分泌对抗原特异的其他类型的抗体。

（一）标本采集、处理及检验方法

采静脉血（自凝），用酶联免疫吸附试验（ELISA）检测。

（二）参考值

IgD 0.6～2.0 mg/L。

五、免疫球蛋白 E 测定

免疫球蛋白 E（IgE）在血清和组织液中含量极微，其功能主要是与肥大细胞、嗜碱性粒细胞表面的特异受体结合，引起 I 型变态反应。另外，IgE 还与寄生虫感染和皮肤过敏有关。

（一）标本采集、处理及检验方法

采静脉血（自凝），用酶联免疫吸附试验（ELISA）检测。

（二）参考值

IgE 0.1～0.9 mg/L。

六、血清 M 蛋白测定

M 蛋白也被称为单克隆免疫球蛋白，是单克隆性浆细胞或淋巴细胞异常增生，产生的大量分子结构完全相同的免疫球蛋白分子及其片段。

（一）标本采集、处理及检验方法

采静脉血（自凝），可用蛋白电泳法、免疫电泳法、免疫比浊法检测。

（二）参考值

正常人检测结果为阴性。

七、总补体溶血活性测定

用特异抗体包被绵羊红细胞（SRBC），此致敏绵羊红细胞与待测血清混合时，通过使 C1 活化而激活补体经典途径，使绵羊红细胞溶解。补体活性与溶血程度之间在一定范围内呈正相关。一般以 50%溶血（CH50）作为判别点。此试验主要反映补体（C1～C9）通过经典途径活化的活性程度。

（一）标本采集、处理及检验方法

采静脉血（自凝），用试管法、微量法检测。

（二）参考值

CH50：50～100 U/mL。

第二节　细胞免疫检验

特异性细胞免疫的物质基础是免疫活性细胞及其产物，是临床免疫检测的主要项目。免疫活性细胞包括 T 细胞、B 细胞和自然杀伤细胞等细胞群。T 细胞的主要功能为辅助或抑制 B 细胞产生抗体，直接杀伤靶细胞，可促进促有丝分裂原和特异性抗原的应答及产生多种细胞因子等。B 细胞的功能主要表现为经抗原刺激后产生特异性抗体。自然杀伤细胞即 NK 细胞，又称为大颗粒细胞，可介导抗体依赖细胞介导的细胞毒作用（ADCC），从而杀伤肿瘤细胞和病毒感染细胞，在机体天然免疫中起重要作用。免疫细胞和非免疫细胞分泌的细胞因子在介导肿瘤免疫、感染免疫、移植免疫和自身免疫等过程中发挥重要的作用。

一、T 细胞 E 花结试验

T 细胞表面有绵羊红细胞受体，当与绵羊红细胞按一定比例混匀，静置一段时间后，T 细胞与绵羊红细胞结合成玫瑰花样的花结，也称 E 花结试验。

此试验用于检测 T 细胞的数量。根据试验条件不同又分为两种。①E 花结试验：T 淋巴细胞和绵羊红细胞孵育时间长，其形成的 E 花结细胞数代表 T 淋巴细胞总数。②活性 E 花结试验：T 淋巴细胞和绵羊红细胞混合后立即检验。其形成的 E 花结细胞数代表有强免疫活性的 T 淋巴细胞数，更能反映人体 T 淋巴细胞的免疫水平。

（一）标本采集、处理及检验方法

1．标本采集、处理
肝素抗凝静脉血制备单个核细胞悬液。

2．检验方法
取单个核细胞悬液按比例与绵羊红细胞混合，孵育一定时间后涂片、染色，显微镜下计数花结形成细胞占淋巴细胞的比例。

（二）参考值

T 细胞 E 花结试验为 57.7%～71.1%；活性 E 花结试验为 20.1%～27.1%。

二、T 细胞转化试验

T 细胞在体外培养时，可被促有丝分裂原（如植物血凝素、刀豆蛋白 A）或某些抗原激发，细胞代谢和形态发生一系列变化，主要表现为代谢活跃，细胞内蛋白质、DNA 和 RNA 增加，形态转化为淋巴母细胞。

（一）标本采集、处理及检验方法

1．标本采集、处理
肝素抗凝静脉血制备单个核细胞悬液。

2．检验方法
（1）形态计数法：计数淋巴细胞和转化的母细胞数，求出转化率。
（2）^{3}H-TdR 掺入法：在培养液中加入 ^{3}H-TdR，培养结束时根据掺入细胞内的 ^{3}H-TdR 的量来推测细胞增殖程度。

（二）参考值

1．形态计数法

转化率为 52.5%～67.7%。

2．^{3}H-TdR 掺入法

刺激指数（SI）＞2。

三、T 细胞分化抗原测定

T 细胞表面有其特定的抗原，统称为白细胞分化抗原（CD），可用相应单克隆抗体检测。目前常用方法是利用 CD^3、CD^4、CD^8 的单克隆抗体检测外周血单个核细胞。以 CD^{3+} 代表总 T 细胞，CD^{4+} 代表 T 辅助细胞，CD^{8+} 代表 T 抑制/杀伤细胞。

（一）标本采集、处理及检验方法

1．标本采集、处理

肝素抗凝静脉血制备单个核细胞悬液。

2．检验方法

间接免疫荧光法，免疫酶标法，流式细胞仪法。

（二）参考值

1．间接免疫荧光法

CD^{3+} 阳性率为 51.3%～73.9%，CD^{4+} 阳性率为 33.3%～51.3%，CD^{8+} 阳性率为 13.7%～25.5%，CD^{4+}/CD^{8+} 比值为 1.5～2.9。

2．流式细胞仪法

CD^{3+} 阳性率为 61%～85%，CD^{4+} 阳性率为 28%～58%，CD^{8+} 阳性率为 19%～48%，CD^{4+}/CD^{8+} 比值为 0.9～2.0。

四、B 细胞表面免疫球蛋白测定

B 细胞表面有特异的膜表面免疫球蛋白（SmIg）。早期的前 B 细胞表达 SmIgM，成熟 B 细胞表面表达以 SmIgM、SmIgD 为主，也有少量 SmIgA、SmIgE、SmIgG。因此，可用抗不同类型免疫球蛋白的抗体检测有不同膜表面免疫球蛋白的 B 细胞。

（一）标本采集、处理及检验方法

1．标本采集、处理
肝素抗凝静脉血制备单个核细胞悬液。

2．检验方法
间接免疫荧光法，免疫酶标法，流式细胞仪法。

（二）参考值

间接免疫荧光法：SmIg 阳性率为 16%～28%，SmIgM 阳性率为 7%～13%；SmIgG 阳性率为 4%～13%；SmIgA 阳性率为 1%～4%；SmIgD 阳性率为 5%～8%；SmIgE 阳性率为 1%～1.5%。

五、红细胞－抗体－补体花结形成试验

B 细胞表面除带有膜表面免疫球蛋白外，还有 Fc 受体、补体受体及小鼠红细胞受体等。红细胞－抗体－补体花结形成试验包括 EA 玫瑰花结、EAC 玫瑰花结和鼠红细胞花结。鸡（羊）红细胞经特异的抗红细胞抗体致敏（EA）后，再与 B 细胞混合，此时 EA 的 Fc 段和 B 细胞表面的 Fc 受体结合形成 EA 玫瑰花结。EAC 玫瑰花结是指在抗体致敏的红细胞中加入补体，再与 B 细胞表面的补体受体结合，则形成 EAC 玫瑰花结。小鼠红细胞直接与 B 细胞表面相应受体结合形成鼠红细胞花结。

（一）标本采集、处理及检验方法

1．标本采集、处理
肝素抗凝静脉血制备单个核细胞悬液。

2．检验方法
直接镜检法。

（二）参考值

EA 玫瑰花结形成细胞为 8%～12%，小鼠红细胞花结形成细胞为 5.7%～11.3%。

六、B 细胞分化抗原测定

B 细胞表面的分化抗原主要有 CD^{19}、CD^{20}、CD^{22} 等，其中从原始至成熟 B 细胞都存在 CD^{19}，CD^{22} 只在成熟 B 细胞中表现。此试验可鉴别细胞类型和细胞的分化发育阶段。

（一）标本采集、处理及检验方法

1．标本采集、处理
肝素抗凝静脉血制备单个核细胞悬液。
2．检验方法
间接免疫荧光法，免疫酶标法，流式细胞仪法。

（二）参考值

流式细胞仪法：CD^{19} 为 8.37%～15.11%。

七、自然杀伤细胞活性测定

自然杀伤细胞（NK 细胞）介导的天然免疫应答无抗原特异性，它不依赖抗体和补体即能直接杀伤肿瘤细胞，特别是造血系统肿瘤细胞和病毒感染的细胞。另外，NK 细胞还参与免疫调节、移植排斥反应和某些自身免疫性疾病的发生、发展。

（一）标本采集、处理及检验方法

1．标本采集、处理
肝素抗凝静脉血制备单个核细胞悬液。

2．检验方法

^{51}Cr 释放法、胞质乳酸脱氢酶释放法、流式细胞仪法。

（二）参考值

1．^{51}Cr 释放法

自然杀伤率为 47.6%～76.8%。

2．胞质乳酸脱氢酶释放法

细胞毒指数为 27.5%～52.5%。

3．流式细胞仪法

参考值为 7.9%～19.7%。

第三节　病毒性肝炎血清标志物检验

按病原学分类，病毒性肝炎可分为甲型、乙型、丙型、丁型、戊型、己型和庚型等病毒性肝炎，分别由甲型、乙型、丙型、丁型、戊型、己型和庚型等肝炎病毒所引起。

一、甲型肝炎病毒抗原和 RNA 检验

甲型肝炎病毒（HAV）属小 RNA 病毒科嗜肝病毒属，核酸为单正股 RNA，外由衣壳包封。

（一）标本采集、处理及检验方法

采静脉血（自凝）或粪便。甲型肝炎病毒抗原用酶联免疫吸附试验检测，甲型肝炎病毒 RNA 用逆转录聚合酶接反应检测。

（二）参考值

检验结果为阴性。

二、甲型肝炎病毒抗体检验

机体感染甲型肝炎病毒后，可产生 IgM、IgA、IgG 抗体。抗甲型肝炎病毒 IgM 是抗病毒衣壳蛋白抗体，在甲型肝炎患者出现症状时就可在血清中检出，感染发生之后 6 个月，IgM 抗体转阴。IgA 抗体是肠道黏膜分泌的局部抗体。IgG 抗体在甲型肝炎痊愈后可长期存在。

（一）标本采集、处理及检验方法

采静脉血（自凝）或粪便，用酶联免疫吸附试验检测。

（二）参考值

抗甲型肝炎病毒 IgM、IgA 均为阴性，抗甲型肝炎病毒 IgG 阳性见于部分成年人。

三、乙型肝炎病毒表面抗原检验

乙型肝炎病毒表面抗原（HBsAg）是存在于小球形颗粒、大球形颗粒和 Dane 颗粒外层的糖蛋白，其基因位于双链 DNA 的 S 区。

（一）标本采集、处理及检验方法

采静脉血（自凝），用酶联免疫吸附试验、发光免疫技术检测。

（二）参考值

检验结果为阴性。

四、乙型肝炎病毒表面抗体检验

乙型肝炎病毒表面抗体（HBsAb）是患者对乙型肝炎病毒表面抗原所产生的一种抗体，对乙型肝炎病毒表面抗原有一定的中和作用。乙型肝炎病毒表面抗体一般在发病后 3～6 个月出现，可持续多年。

（一）标本采集、处理及检验方法

采静脉血（自凝），用酶联免疫吸附试验、发光免疫技术检测。

（二）参考值

检验结果为阴性。

五、乙型肝炎病毒 e 抗原检验

乙型肝炎病毒 e 抗原（HBeAg）是乙型肝炎病毒核心颗粒中的一种可溶性蛋白质，由前 C 基因编码产生。乙型肝炎病毒 e 抗原的消长与病毒体及 DNA 多聚酶的消长基本一致。

（一）标本采集、处理及检验方法

采静脉血（自凝），用酶联免疫吸附试验、发光免疫技术检测。

（二）参考值

检验结果为阴性。

六、乙型肝炎病毒 e 抗体检验

乙型肝炎病毒 e 抗体（HBeAb）是经乙型肝炎病毒 e 抗原刺激机体产生的特异性抗体。

（一）标本采集、处理及检验方法

采静脉血（自凝），用酶联免疫吸附试验、发光免疫技术检测。

（二）参考值

检验结果为阴性。

七、乙型肝炎病毒核心抗原检验

乙型肝炎病毒核心抗原（HBcAg）存在于丹氏颗粒的核心部位，外表被乙型肝炎病毒表面抗原所覆盖。另外，乙型肝炎病毒核心抗原也可在感染的肝细胞表面表达，不易在血中检出。

（一）标本采集、处理及检验方法

采静脉血（自凝），用酶联免疫吸附试验、发光免疫技术检测。

（二）参考值

检验结果为阴性。

八、乙型肝炎病毒核心抗体检验

乙型肝炎病毒核心抗体（HBcAb）是乙型肝炎病毒核心抗原刺激机体产生的特异性抗体，可分为 IgM、IgG、IgA 三型。乙型肝炎病毒核心抗体 IgG 对机体无保护作用，其阳性可持续数十年，甚至终身。

（一）标本采集、处理及检验方法

采静脉血（自凝），用酶联免疫吸附试验、发光免疫技术检测。

（二）参考值

检验结果为阴性。

九、乙型肝炎病毒 DNA 检验

乙型肝炎病毒 DNA（HBV-DNA）为双股环状，是乙型肝炎病毒感染的直接证据。

（一）标本采集、处理及检验方法

采静脉血（自凝），用斑点免疫杂交法、聚合酶链反应检测。

（二）参考值

检验结果为阴性。

十、丙型肝炎病毒 RNA 检验

丙型肝炎病毒（HCV）是一种 RNA 病毒，其核酸为单正股 RNA，编码结构蛋白和核心蛋白。

（一）标本采集、处理及检验方法

采静脉血（自凝），用斑点免疫杂交法、逆转录聚合酶链反应检测。

（二）参考值

检验结果为阴性。

十一、丙型肝炎病毒抗体 IgM 检验

丙型肝炎病毒抗体 IgM（HCV-Ab IgM）通常于发病后 4 周可呈阳性，持续 1～4 周。此抗体为非保护性抗体。

（一）标本采集、处理及检验方法

采静脉血（自凝），用酶联免疫吸附试验检测。

（二）参考值

检验结果为阴性。

十二、丙型肝炎病毒抗体 IgG 检验

（一）标本采集、处理及检验方法

采静脉血（自凝），用酶联免疫吸附试验检测。

（二）参考值

检验结果为阴性。

十三、丁型肝炎病毒抗原检验

丁型肝炎病毒（HDV）是一种缺陷病毒，需要伴随乙型肝炎病毒感染来完成它的自身复制和表达。丁型肝炎病毒外壳是乙型肝炎病毒表面抗原，核心含丁型肝炎病毒抗原（HDVAg）和丁型肝炎病毒 RNA 基因组。丁型肝炎病毒抗原主要存在于受感染者的肝细胞核和胞质内，在患有丁型肝炎病毒血症时，血清中也可查到丁型肝炎病毒抗原。

（一）标本采集、处理及检验方法

采静脉血（自凝）或肝活检组织，用间接免疫荧光法、酶联免疫吸附试验检测。

（二）参考值

检验结果为阴性。

十四、丁型肝炎病毒抗体检验

丁型肝炎病毒抗原可刺激机体免疫系统产生抗丁型肝炎病毒的 IgM 和 IgG 抗体。这些抗体没有保护作用。

（一）标本采集、处理及检验方法

采静脉血（自凝），用间接免疫荧光法、酶联免疫吸附试验检测。

（二）参考值

检验结果为阴性。

十五、丁型肝炎病毒 RNA 检验

（一）标本采集、处理及检验方法

采静脉血（自凝），用逆转录聚合酶链反应检测。

（二）参考值

检验结果为阴性。

十六、戊型肝炎病毒标志物检验

戊型肝炎病毒（HEV）为 RNA 病毒，经肠道传染引起戊型肝炎。感染后机体可产生特异 IgM、IgA、IgG 型抗体，它们为保护性抗体。

（一）标本采集、处理及检验方法

采静脉血（自凝），用酶联免疫吸附试验检测。

（二）参考值

检验结果为阴性。

十七、庚型肝炎病毒标志物检验

（一）标本采集、处理及检验方法

采静脉血（自凝），用酶联免疫吸附试验检测。

（二）参考值

检验结果为阴性。

第四节　感染免疫检验

一、血清抗链球菌溶血素 O 测定

溶血素 O 是乙型溶血性链球菌产生的毒素，能溶解红细胞，杀伤白细胞，对血小板、巨噬细胞、神经细胞等也有毒性作用。溶血素 O 可使机体产生相应的抗体，称抗链球菌溶血素 O（Antistreptolysin O，简称抗 O 或 ASO）。A 群链球菌感染后 2～3 周至病愈后数月到 1 年内可检出抗 O。

（一）标本采集、处理及检验方法

采静脉血（自凝），用胶乳凝集法、免疫比浊法检测。

（二）参考值

胶乳凝集法检验结果为阴性，免疫比浊法＜200 U/L。

二、伤寒和副伤寒沙门菌免疫测定

伤寒沙门菌感染后，该菌菌体 O 抗原和鞭毛 H 抗原刺激机体产生相应的抗体。副伤寒沙门菌均有各自的菌体抗原和鞭毛抗原，在人体内也可产生各自相应的抗体。通过检测体内抗体滴度来判断是否感染伤寒和副伤寒沙门菌。伤寒沙门菌在机体内繁殖、破裂，患者血和尿中可出现可溶性伤寒沙门菌抗原，也可通过检测此抗原来诊断伤寒沙门菌的感染。

（一）标本采集、处理及检验方法

1. 标本采集处理
采静脉血（自凝）。
2. 检验方法
（1）检测抗体。肥达反应：用已知伤寒杆菌 O 抗原和 H 抗原及甲、乙、丙三型副伤寒杆菌 H 抗原的诊断菌液与受检血清做试管凝集试验，测定受检血清有无相应抗体及其效价。酶联免疫吸附试验：检测伤寒和副伤寒沙门菌的 IgM 抗体。

（2）检测可溶性抗原：胶乳凝集法。

（二）参考值

1．肥达反应

伤寒 H<1∶160，O<1∶80，副伤寒甲、乙、丙<1∶80。

2．酶联免疫吸附试验测 IgM 抗体

检验结果为阴性。

3．胶乳凝集法测抗原

检验结果为阴性。

三、流行性脑脊髓膜炎免疫测定

流行性脑脊髓膜炎由脑膜炎球菌感染所致。发病过程中，由于菌体自溶或裂解，释放大量多糖抗原入血、脑脊液及尿中。人感染后可产生 IgG、IgM、IgA 等抗体。通过检测相应抗体或抗原以诊断此病。

（一）标本采集、处理及检验方法

1．标本采集处理

采静脉血（自凝）。

2．检验方法

（1）抗体检测：酶联免疫吸附试验。

（2）抗原检测：酶联免疫吸附试验、对流免疫电泳法。

（二）参考值

抗体及抗原检测均为阴性。

四、布鲁氏菌病凝集试验

布鲁氏菌病是人畜共患病，由布氏杆菌属细菌感染引起。发病 1～7 天，血清中出现 IgM 型凝集素抗体。检测此抗体的滴度，用于布鲁氏菌病的诊断。

（一）标本采集、处理及检验方法

采静脉血（自凝），用试管凝集试验、间接血凝法检测。

（二）参考值

间接血凝法为阴性或滴度＜1：25。1：25～1：50 为可疑阳性，1：100 为弱阳性，1：200～1：400 为阳性，≥1：800 为强阳性。

五、结核分枝杆菌抗体和 DNA 测定

结核分枝杆菌感染人体后，机体产生特异性抗体。结核分枝杆菌的 DNA 也可经聚合酶链反应（PCR）检测。

（一）标本采集、处理及检验方法

1. 标本采集处理

检测抗体采静脉血（自凝），检测 DNA 可采集痰、支气管灌洗液、尿、胸腔积液、腹水或脑脊液等。

2. 检验方法

检测抗体用胶体金免疫法或酶联免疫吸附试验，检测 DNA 用聚合酶链反应。

（二）参考值

抗体及 DNA 检测均为阴性。

六、幽门螺杆菌抗体测定

机体感染幽门螺杆菌后可产生相应的特异性抗体，检测此抗体可判断有无幽门螺杆菌感染。

（一）标本采集、处理及检验方法

采静脉血（自凝），用酶联免疫吸附试验、金标免疫斑点法检测。

（二）参考值

检验结果为阴性。

七、汉坦病毒抗体 IgM 测定

汉坦病毒是肾综合征出血热的病原体。患者感染此病毒后，最早出现的是特异性抗汉坦病毒 IgM 抗体，感染 4～5 天即可在血清中检出，7～10 天达高峰。

（一）标本采集、处理及检验方法

采静脉血（自凝），用酶联免疫吸附试验检测。

（二）参考值

检验结果为阴性。

八、流行性乙型脑炎病毒抗体 IgM 测定

流行性乙型脑炎病毒是流行性乙型脑炎的病原体。机体感染此病毒后早期可产生特异性 IgM 抗体。通常在发病后 4～8 天可查到此抗体，感染 2 周后 IgM 抗体达高峰。

（一）标本采集、处理及检验方法

采静脉血（自凝），用酶联免疫吸附试验检测。

（二）参考值

检验结果为阴性。

九、人巨细胞病毒抗体及 DNA 测定

人巨细胞病毒（HCMV）是疱疹病毒的一种，核酸为双链线形 DNA，此病毒对宿主和感染的细胞有特异性，即只感染人，且仅在成人纤维细胞增殖，可引起细胞肿胀、核变大，形成巨大细胞，因此称巨细胞病毒。人体受巨细胞病毒感染后，可产生特异性 IgM 和 IgG 抗体，且其 DNA 可用聚合酶链反应检测。因此，检测特异性抗体和 DNA 有助于巨细胞病毒感染的诊断。

（一）标本采集、处理及检验方法

1．标本采集处理
抗体检测采静脉血（自凝），DNA 检测采用唾液、尿、生殖道分泌物等。
2．检验方法
（1）抗体检测：酶联免疫吸附试验、间接免疫荧光法。
（2）DNA 检测：DNA 探针杂交法、聚合酶链反应。

（二）参考值

检验结果为阴性。

第五节　肿瘤标志物检验

肿瘤标志物（Tumor Marker）是指在肿瘤发生和增殖过程中，由肿瘤细胞合成、释放或是宿主对肿瘤细胞反应而产生的一类物质，存在于细胞、组织或体液中。肿瘤标志物可分为肿瘤胚胎性抗原、糖类、酶类、激素类、其他蛋白类和基因类标志物六类。1846 年，亨利·本斯·琼斯（Henry Bence Jones）首先发现了尿中的肿瘤特异性蛋白本周蛋白，可用于多发性骨髓瘤的诊断。

之后，整个肿瘤标志物研究过程大致经历了三个阶段，即发现、推广应用和发展阶段。在第一阶段，人们仅仅是在研究工作中发现了某些物质与肿瘤的存在有关，如免疫球蛋白的轻链，肿瘤有关的异位激素 ACTH、HCG 等，前列腺的同工酶、酸性磷酸酶等，但尚缺乏先进的、灵敏的检测技术，不能应用于临床。在第二阶段，苏联学者哈瑞·阿别列夫（Harry Abelev）证实并发现了胚胎小鼠肝细胞和细胞性肝癌小鼠血清中存在甲胎蛋白（AFP），菲尔·戈尔德（Phil Gold）与塞缪尔·O.弗里德曼（Samuel O.Freedman）发现了直肠癌、结肠癌患者中存在癌胚抗原（CEA）。此期伴随着先进的检测技术的诞生与成熟，肿瘤标志物测定与研究得到了极大的发展。第三阶段，主要是从1975 年乔治·琼·弗朗茨·科勒（Georges Jean Franz Kohler）与塞萨尔·米尔斯坦（César Milstein）首先制备成功单克隆抗体并应用于肿瘤标志物的研究开始。近二十年来，肿瘤标志物的研究颇受重视且发展迅速，至今已发现了百余种肿瘤标志物，目前已用于临床肿瘤诊断的主要有三十余种，其中包括癌胚蛋白、异位激素、同工酶、中间丝结合蛋白、细胞膜标记及单克隆抗体所识别的某些肿瘤抗原决定簇等，它们分布于胃癌、结肠癌、肝癌、胰腺癌、肺癌、乳腺癌、恶性黑色素瘤、生殖器肿瘤、淋巴瘤、白血病及小儿恶性肿瘤中。有足够证据可以推测肿瘤标志物的种类及所涉及的肿瘤将会不断地被发现而增加。

从至今发现并应用于临床的肿瘤标志物来看，它们主要作为恶性肿瘤诊断和辅助诊断、动态观察疗效及随访中肿瘤复发和预后判断等的辅助指标。某些标志物以一种（如 AFP）或多种联合检测的方式（如 AFP、铁蛋白、β_2-MG、CEA、CA-50）对肿瘤高发区（如肝癌）和一定年龄组的人群进行肿瘤普查，以达到早期发现、早期诊断、早期治疗的目的。但应该看到，到目前为止，虽然发现并应用于临床的肿瘤标志物种类很多，但是均仅作为肿瘤存在的一种指标，尚无特异性的诊断指标，临床诊断阳性率也并非完全一致。为了减少假阳性诊断和漏诊，必须注意以下四点。

（1）联合诊断。一般应两种或两种以上标志物同时检测。

（2）动态观察。由于肿瘤标志物在血液中和其他体液中存在着自身的消长特点，同时测量过程中的影响因素较多，因此需要进行多次连续检查。尽量避免由一次检测结果带来的误差。

（3）结合临床有关资料进行分析判断，减少盲目性和主观性。

（4）参考值的确定，需要根据本地区、不同年龄组的人群、所用试剂及本试验条件，建立本地区及本实验室的正常人群参考值。

一、甲胎蛋白测定

甲胎蛋白是胎儿肝脏及卵黄囊合成的一种糖蛋白，是胎儿血液中的一种正常组分。出生后甲胎蛋白合成很快受到抑制，健康成人血液中的含量极低。当肝细胞或生殖腺胚胎组织发生恶性病变时，原来丧失合成甲胎蛋白的细胞重新合成该蛋白，以致血中甲胎蛋白明显升高。

（一）标本采集、处理及检验方法

采静脉血（自凝），用酶联免疫吸附试验、化学发光免疫测定。

（二）参考值

甲胎蛋白<20 μg/L。

二、癌胚抗原测定

癌胚抗原（CEA）是一种多糖蛋白复合物，由胎儿胃肠道上皮组织、胰和肝的细胞所合成，妊娠前6个月内癌胚抗原含量增高，出生后含量极低。在某些恶性肿瘤患者身上，癌胚抗原含量升高。因此，测定癌胚抗原含量对肿瘤的诊断、预后、复发判断有重要意义。

（一）标本采集、处理及检验方法

采静脉血（自凝），用酶联免疫吸附试验、化学发光免疫测定。

（二）参考值

癌胚抗原<15 μg/L。

三、组织多肽抗原测定

组织多肽抗原（TPA）是存在于胎盘、大部分肿瘤细胞膜和细胞质中的一种多肽。正常细胞和恶性细胞都可分泌组织多肽抗原，其升高与肿瘤发生的部位和组织类型无相关性。因此，它通常用于已确诊患者的病情追踪。

（一）标本采集、处理及检验方法

采静脉血（自凝），用酶联免疫吸附试验、化学发光免疫测定。

（二）参考值

组织多肽抗原<130 U/L。

四、糖类抗原 15-3 测定

糖类抗原 15-3（Carbohydrate Antigen15-3，CA15-3）是一种乳腺相关抗原，属糖蛋白，但不具有严格的特异性。
参考值为糖类抗原 15-3<25 U/mL。

五、糖类抗原 125 测定

糖类抗原 125（Carbohydrate Antigen125，CA125）是一种糖蛋白性肿瘤相关抗原，存在于卵巢肿瘤上皮细胞内，是上皮性卵巢癌和子宫内膜癌的标志物。

（一）标本采集、处理及检验方法

采集静脉血（自凝），用酶联免疫吸附试验、化学发光免疫测定。

（二）参考值

男性及 50 岁以上女性糖类抗原 125<25 U/mL，20～40 岁女性糖类抗原 125<40 U/mL。

六、糖类抗原 242 测定

糖类抗原 242 属糖蛋白，是胰腺癌和结肠癌的标志物。

（一）标本采集、处理及检验方法

采集静脉血（自凝），用酶联免疫吸附试验、化学发光免疫测定。

（二）参考值

糖类抗原 242＜20 U/mL。

七、糖类抗原 50 测定

糖类抗原 50（Carbohydrate Antigen50，CA-50）是一种普遍存在的肿瘤糖类相关抗原，而不是特指某个器官的肿瘤标志物，它存在于细胞膜内，可在多种不同组织的上皮类恶性肿瘤的体液及组织中分离出来。

（一）标本采集、处理及检验方法

采集静脉血（自凝），用酶联免疫吸附试验、化学发光免疫测定。

（二）参考值

糖类抗原 50≤20 U/mL。

八、糖类抗原 72-4 测定

糖类抗原 72-4（Carbohydrate Antigen72-4，CA72-4）是一种肿瘤相关糖蛋白，它是胃肠道和卵巢癌的肿瘤标志物。

（一）标本采集、处理及检验方法

采集静脉血（自凝），用酶联免疫吸附试验、化学发光免疫测定。

（二）参考值

糖类抗原 72-4＜6.7 µg/L。

九、糖类抗原 19-9 测定

糖类抗原 19-9（Carbohydrate Antigen19-9，CA19-9）是胰腺癌和其他消化道肿瘤的标志物。胚胎期分布于胎儿的胰腺、肝胆和肠等组织；在成人的胰、胆等部位也有少量存在。糖类抗原 19-9 具有寡糖链和血型前体 Lewis A 抗原的共同结构，所以 Lewis A 血型阳性者，糖类抗原 19-9 也可呈阳性。

（一）标本采集、处理及检验方法

采集静脉血（自凝），用酶联免疫吸附试验、化学发光免疫测定。

（二）参考值

糖类抗原 19-9 26～37 U/mL。

十、前列腺特异性抗原测定

前列腺特异性抗原（PSA）是一种由前列腺上皮细胞分泌的蛋白酶，正常人血清前列腺特异性抗原含量极微。在患有前列腺癌时，正常脉管结构遭到破坏，导致前列腺特异性抗原含量升高。

（一）标本采集、处理及检验方法

采集静脉血（自凝），用酶联免疫吸附试验、化学发光免疫测定。

（二）参考值

PSA≤4.0 µg/L。

第六节　自身免疫检验

正常情况下，免疫系统对宿主自身的组织和细胞不产生免疫应答，这种现象称自身免疫耐受。当某种原因使自身免疫耐受削弱或破坏时，免疫系统就会对自身成分产生免疫应答，称自身免疫。由于自身免疫而产生的疾病称自身免疫病（AID）。自身免疫检验有助于自身免疫病的诊断。

一、抗核抗体测定

抗核抗体（ANA）泛指抗各种细胞核成分的自身抗体，包括抗核蛋白抗体、抗脱氧核糖核酸抗体、抗可提取性核抗原抗体。抗核抗体的性质主要为 IgG，也有 IgM、IgA。这种抗体无器官和种属的特异性，可与不同来源的细胞核起反应。抗核抗体主要存在于血清中，也可存在于滑膜液、胸腔积液和尿液中。

（一）标本采集、处理及检验方法

采集静脉血（自凝），用间接免疫荧光法检验，根据细胞核着染荧光的图像可分为均质型、边缘型、颗粒型和核仁型。

（二）参考值

当血清滴度＞1∶40 时，检验结果为阳性。

二、抗脱氧核糖核酸抗体测定

抗脱氧核糖核酸抗体（Anti-DNA Antibody，抗-DNA）分为抗双链 DNA 抗体、抗单链 DNA 抗体和抗 Z-DNA 抗体。抗双链 DNA 抗体的靶抗原是细胞核中 DNA 的双螺旋结构，有重要的临床意义。

（一）标本采集、处理及检验方法

采集静脉血（自凝），用间接免疫荧光法、免疫酶标法检测。

（二）参考值

检验结果为阴性。

三、可提取性核抗原多肽抗体谱测定

可提取性核抗原（ENA）是一种混合物，指各种组织细胞核和胞质内可溶于生理盐水的成分，由多种相对分子量不同的多肽构成，包括 Sm、核糖体、Scl-70、Jo-1、SS-A、SS-B 和 RNP 等。患有自身免疫性疾病时，可产生抗可提取性核抗原的抗体。

（一）标本采集、处理及检验方法

采集静脉血（自凝），用免疫印迹试验检测。

（二）参考值

检验结果为阴性。

四、抗线粒体抗体测定

抗线粒体抗体（AMA）的抗原为肝细胞质中线粒体内膜脂蛋白，无器官和种属特异性，主要为 IgG。

（一）标本采集、处理及检验方法

采集静脉血（自凝），用间接免疫荧光法检验。

（二）参考值

检验结果为阴性。

五、抗甲状腺球蛋白抗体测定

甲状腺球蛋白（Tg）是由甲状腺滤泡上皮细胞合成的一种糖蛋白，抗甲状腺球蛋白抗体（抗 Tg）主要是 IgG，可以介导抗体依赖细胞介导的细胞毒作用，引起慢性淋巴细胞性甲状腺炎。

（一）标本采集、处理及检验方法

采集静脉血（自凝），用酶联免疫吸附试验检测。

（二）参考值

检验结果为阴性。

六、抗甲状腺微粒体抗体测定

甲状腺微粒体为甲状腺滤泡上皮细胞脑质内光面内质网的碎片，其中的脂蛋白为甲状腺微粒体抗原，有器官特异性，无种属特异性。

（一）标本采集、处理及检验方法

采集静脉血（自凝），用酶联免疫吸附试验检测。

（二）参考值

检验结果为阴性。

七、抗乙酰胆碱受体抗体测定

抗乙酰胆碱受体（AchR）抗体可结合到横纹肌细胞的乙酰胆碱受体上，引起运动终板的破坏，使神经和肌肉间的信号传导发生障碍，导致骨骼肌运动无力。

（一）标本采集、处理及检验方法

采集静脉血（自凝），用酶联免疫吸附试验检测。

（二）参考值

检验结果为阴性。

八、抗平滑肌抗体测定

抗平滑肌抗体（ASMA）是一种主要存在于狼疮性肝炎患者血清中的自身抗体。

（一）标本采集、处理及检验方法

采集静脉血（自凝），用间接免疫荧光法检测。

（二）参考值

当滴度＞1∶10 时检验结果为阳性。

九、类风湿因子测定

类风湿因子（RF）是抗变性 IgG 的自身抗体，主要为 IgM 型，也可见 IgG、IgA、IgD 和 IgE 型。主要存在于类风湿性关节炎患者的血液和关节液中。

（一）标本采集、处理及检验方法

采集静脉血（自凝），用免疫比浊法、酶联免疫吸附试验检测。

（二）参考值

检验结果为阴性或＜20 U/mL。

第七节 其他免疫检验

一、本周蛋白测定

本周蛋白（BJP）是免疫球蛋白的轻链，能自由通过肾小球滤过膜，当浓度增高超过肾小管的吸收能力时，可从尿中排出。尿本周蛋白的存在一般见于淋巴浆细胞系统的恶性肿瘤。

（一）标本采集、处理及检验方法

1.标本采集、处理
取晨尿。
2.检验方法
加热凝固法、免疫电泳法。

（二）参考值

检验结果为阴性。

二、循环免疫复合物测定

体内游离的抗原和相应的抗体形成抗原抗体复合物，称免疫复合物（IC）。免疫复合物按分子量的大小及存在部位不同可分为三种：第一，分子量小的复合物（<19 S）存在于血液循环中，称循环免疫复合物；第二，分子量中等的复合物（19 S）沉淀于组织中，如肾小球基底膜、滑膜关节等；第三，分子量大的复合物（>19 S）被单核巨噬细胞清除。通常，检测的免疫复合物为循环免疫复合物。

（一）标本采集、处理及检验方法

1．标本采集处理

采集静脉血（自凝）。

2．检验方法

用聚乙二醇沉淀法、补体法检测。

（二）参考值

检验结果为阴性。

三、冷球蛋白测定

冷球蛋白是指温度低于 30 ℃时自发形成沉淀，加温后又可溶解的免疫球蛋白。冷球蛋白血症多继发于感染、自身免疫病和某些免疫增殖病。

（一）标本采集、处理及检验方法

采集静脉血（自凝），用沉淀法检测。

（二）参考值

检验结果为阴性。

四、C 反应蛋白测定

C 反应蛋白（CRP）是可以结合肺炎链球菌细胞壁 C 多糖的蛋白质，由肝脏合成，系急性时相反应蛋白。C 反应蛋白可结合细菌、真菌、原虫、卵磷脂、核酸，结合后的复合物可激活补体，还有促进吞噬和免疫调节作用，广泛存在于血液和其他体液中。

（一）标本采集、处理及检验方法

采集静脉血（自凝），用免疫浊度法、酶联免疫吸附试验检测。

（二）参考值

检验结果＜80 mg/L。

第八节　浆膜腔积液检验

人体的浆膜腔（如胸腔、腹腔、心包腔等）在正常情况下仅有少量液体。据估计，正常成人胸腔液在 20 mL 以下，腹腔液小于 50 mL，心包腔液为 10～30 mL，它们在腔内主要起润滑作用，一般不易采集。在病理情况下则可能有大量液体潴留而形成浆膜腔积液，这些积液随部位不同而分为胸腔积液、腹水、心包皮积液等。区分积液的性质对疾病的诊断和治疗有重要意义。按积液的性质可分为漏出液及渗出液两大类，也有人将淋巴液另列一类。目前临床迫切要求通过积液检查提供良性或恶性疾患的确切信息。

一、漏出液与渗出液

（一）漏出液

漏出液是通过毛细血管滤出并在组织间隙或浆膜腔内积聚的非炎症性组织液，多为双侧性。常见的原因和机制有如下四点：①毛细血管流体静压增高。见于静脉回流受阻、充血性心力衰竭和晚期肝硬化等，毛细血管有效滤过压增高，使过多的液体滤出。②血浆胶体渗透压降低。主要见于血浆清蛋白浓度明显降低的各种疾病，如营养不良、肾病综合征、严重贫血等。③淋巴回流受阻。见于丝虫病、肿瘤压迫等所致的淋巴回流障碍，使含有蛋白质的淋巴液在组织间隙积聚或形成浆膜腔积液，且多为乳糜性的。④水钠潴留。水钠潴留可使细胞外液增多，导致浆膜腔积液形成。常见于充血性心力衰竭、肝硬化和肾病综合征等。

（二）渗出液

渗出液多为炎性积液，多为单侧性，产生的机制是微生物的毒素、缺氧及炎性介质等使血管内皮细胞损伤、血管通透性增高，以致液体、血液内大分子物质和细胞从血管内渗出至血管外、组织间隙及浆膜腔。渗出液常见的原因多为细菌感染，也可见于肿瘤、外伤，以及血液、胆汁、胰液和胃液等刺激的非感染性原因，如结核性、细菌性感染、淋巴瘤、间皮瘤、肺梗死、类风湿病、系统性红斑狼疮（SLE）等。

浆膜腔积液检验的目的在于鉴别积液的性质和寻找引起积液的致病因素。但临床上有些浆膜腔积液既有渗出液的特点，又有漏出液的性质，这与漏出液继发感染或积液浓缩有关。因此，欲明确浆膜腔积液的性质，一定要结合临床其他检查结果进行综合分析，才能准确判断。

二、一般性状检查

（一）量

正常胸腔、腹腔和心包腔内均有少量的液体，但在病理情况下，液体会增多，其增多的程度与病变部位和病情严重程度有关。

（二）颜色

一般漏出液颜色呈淡黄色，渗出液颜色较深。红色多为血性，可能为结核分枝杆菌感染、肿瘤出血性疾病、内脏损伤及穿刺损伤所致；淡黄色脓样多系化脓性感染；由于大量细胞和细菌存在而导致乳白色，如胸导管淋巴管阻塞所致，叫作真性乳糜液；当积液中含大量脂肪变性细胞时也呈乳糜样，叫假性乳糜液；绿色可能系铜绿假单胞菌感染所致。

（三）透明度

漏出液为清晰透明液体。渗出液常因含大量细胞、细菌而呈现不同程度混浊。淋巴液因含大量脂肪也呈混浊外观。

（四）凝块

漏出液一般不凝固。渗出液可因有纤维蛋白原等凝血因子及细菌、组织裂解产物，往往自行凝固或有凝块出现，如含有纤维蛋白溶解酶可将已形成的纤维蛋白溶解,反而可能看不见凝固或凝块。

(五)比重

漏出液的比重一般低于 1.015,而渗出液的比重一般高于 1.018。

三、白细胞计数及分类

漏出液参考值:$0.2×10^9$/L。渗出液参考值:>$0.3×10^9$/L。分类计数参考值:不同性质疾病引起不同类细胞增多。

四、黏蛋白试验

(一)参考值

检验结果为阴性。

(二)临床意义

阳性见于渗出液,阴性为漏出液。

五、蛋白定量

(一)参考值

漏出液<30 g/L;渗出液>30 g/L。

(二)临床意义

1. 增高
化脓性、结核性疾患,恶性肿瘤,肝静脉血栓形成综合征。
2. 降低
心功能不全、肾病患者、肝硬化的腹水。
此外,浆膜腔穿刺液还可行免疫学检查,如结核病的特异性抗体、肿瘤标志物(如癌胚抗原、甲胎蛋白、CA125)、T 细胞亚群、γ—干扰素、肿瘤坏死因子等。目前，国内已从一般检查发展到细胞学、生物化学、微生物学、免疫学、遗传学等多项优化组合检查。实验室不但不再满足于漏出液与渗出液的鉴别，而且提供良性或恶性、结核性或化脓性等实验室鉴别依据。

六、肿瘤标志物

（一）癌胚抗原（CEA）

当积液中 CEA＞20 μg/L，积液 CEA/血清 CEA＞1 时，应高度怀疑为癌性积液。

（二）甲胎蛋白（AFP）

腹水中 AFP 检测结果与血清 AFP 呈正相关。检测腹水中 AFP＞25 μg/L时对诊断原发性肝癌引起的腹水有一定的价值。

（三）糖类抗原 125（CA125）

腹水中 CA125 升高常作为卵巢癌转移的指标。

七、寄生虫检查

可将乳糜样浆膜腔积液离心沉淀后检查有无微丝蚴。阿米巴病的积液中可以找到阿米巴滋养体。

八、细胞学检查

细胞学检查怀疑恶性肿瘤时可用细胞破片离心沉淀仪收集积液中的细胞，做巴氏染色，如见有多量形态不规则、细胞脑体大小不等、核偏大并可见核仁及胞质着色较深的细胞，应高度重视认真鉴别，必要时用多克隆或单克隆抗体做免疫组织化学检查。

参考文献

[1]刘辉. 免疫学检验[M]. 3版. 北京：人民卫生出版社，2010.

[2]徐军发. 临床免疫学检验实验[M]. 北京：科学出版社，2010.

[3]朱平，林文棠. 实用临床免疫学[M]. 北京：高等教育出版社，2008.

[4]崔巍. 临床检验[M]. 北京：科学出版社，2010.

[5]王兰兰. 医学检验项目选择与临床应用[M]. 2版. 北京：人民卫生出版社，2013.

[6]张秀明，李炜煊，陈桂山. 临床检验标本采集手册[M]. 北京：人民军医出版社，2011.

[7]徐克前. 临床生物化学检验[M]. 北京：人民卫生出版社，2014.

[8]府伟灵，徐克前. 临床生物化学检验[M]. 5版. 北京：人民卫生出版社，2012.

[9]许文荣，王建中. 临床血液学检验[M]. 5版. 北京：人民卫生出版社，2012.

[10]刘成玉，罗春丽. 临床检验基础[M]. 5版. 北京：人民卫生出版社，2012.

[11]殷彦. 临床检验[M]. 北京：高等教育出版社，2006.

[12]吕世静. 临床免疫学检验[M]. 2版. 北京：中国医药科技出版社，2010.